A lire avant d'être

Aide-Soignant

en Chirurgie

Table des matières

Chapitre 5 : Les Situations Particulières et les Soins Spécifiques   115

« Travailler en service de chirurgie, c'est un peu comme être dans une cuisine où les chefs sont armés de scalpels et les plats du jour sont des patients... sauf qu'ici, il ne faut surtout pas se tromper de recette ! »

Introduction

- **Pourquoi ce livre ?**
  - L'importance du rôle de l'aide-soignant dans un service de chirurgie.

L'aide-soignant occupe une place essentielle dans le fonctionnement d'un service de chirurgie. Il est un maillon indispensable de la chaîne de soins, dont la mission va bien au-delà de l'assistance technique. En effet, son rôle s'étend à des dimensions humaines, organisationnelles, et techniques, le plaçant au cœur des soins prodigués au patient avant, pendant et après une intervention chirurgicale. La nature même de la chirurgie impose une prise en charge minutieuse, où chaque geste compte et où chaque professionnel a un rôle bien défini.

L'aide-soignant est souvent le premier point de contact du patient à son arrivée dans le service de chirurgie. Il joue alors un rôle crucial en établissant une relation de confiance, en rassurant le patient et en expliquant le déroulement des soins. Cela permet de réduire l'anxiété qui précède souvent une intervention chirurgicale. À ce stade, l'aide-soignant assure également la préparation physique du patient : hygiène corporelle minutieuse, rasage chirurgical si nécessaire, et vérification que toutes les consignes préopératoires ont bien été respectées. Ces actions, bien que parfois perçues comme routinières, sont capitales pour minimiser les risques d'infection et garantir la réussite de l'intervention.

Lors du transfert vers la salle d'opération, l'aide-soignant continue à accompagner le patient. Il assure le brancardage, veille au confort et à la sécurité du patient, et collabore avec l'équipe du bloc opératoire pour l'installation du patient sur la table d'opération. Ce processus, qui peut paraître simple, nécessite en réalité une grande attention et une coordination parfaite avec les autres membres de l'équipe médicale afin de garantir le respect des protocoles d'hygiène et de sécurité.

Après l'intervention, l'aide-soignant reste un pilier dans la prise en charge post-opératoire. Il est souvent celui qui passe le plus de temps auprès du patient, en salle de réveil ou dans la chambre.

Ses observations sont précieuses pour les infirmiers et les médecins, car il est en première ligne pour détecter les signes précoces de complications, qu'il s'agisse de douleurs anormales, d'un état de conscience altéré, ou de signes infectieux au niveau des plaies. Le suivi des drains, des pansements et des perfusions fait aussi partie de ses responsabilités. En collaborant avec l'infirmier, il participe à la prévention des escarres chez les patients alités, à la mobilisation précoce pour éviter les thromboses, et à l'accompagnement des patients lors de leur retour progressif à l'autonomie.

L'aide-soignant joue aussi un rôle fondamental dans la gestion des relations humaines au sein du service. Il doit être à l'écoute des patients, comprendre leurs craintes et savoir y répondre avec bienveillance. Cette dimension émotionnelle est d'une importance capitale, notamment après une opération où les patients sont souvent vulnérables, à la fois physiquement et psychologiquement. L'aide-soignant devient alors un repère stable, celui qui assure la continuité des soins et qui permet aux patients de se sentir en sécurité dans un moment de grande fragilité.

D'un point de vue organisationnel, l'aide-soignant contribue également à la fluidité et à l'efficacité du service. En plus de la surveillance des patients, il participe à la gestion du matériel médical, à la désinfection des salles et des instruments après les interventions, et à l'anticipation des besoins en ressources pour les soins à venir. Sa rigueur dans l'exécution des tâches, qu'elles soient de nature technique ou logistique, est indispensable pour assurer le bon fonctionnement du service de chirurgie.

Enfin, il est essentiel de souligner que l'aide-soignant joue un rôle clé dans la prévention des infections nosocomiales, qui représentent un risque majeur dans tout environnement chirurgical. Son respect strict des règles d'hygiène, son attention à l'asepsie lors des soins, et sa capacité à identifier rapidement tout signe d'infection contribuent directement à la sécurité des patients et à la qualité des soins.

o   Un métier au cœur des soins post-opératoires.
Le métier d'aide-soignant est véritablement au cœur des soins
post-opératoires, car il représente un lien essentiel entre l'équipe
médicale et le patient durant cette période critique de
récupération. Après une intervention chirurgicale, le corps du
patient traverse une phase délicate de convalescence, marquée par
des risques de complications et un besoin constant de
surveillance. Dans ce contexte, l'aide-soignant joue un rôle
central, veillant au bien-être du patient tout en participant
activement à sa guérison.

Les soins post-opératoires commencent dès la sortie de la salle
d'opération. Une fois l'intervention terminée, le patient est
transporté en salle de réveil où l'aide-soignant s'assure que toutes
les conditions sont réunies pour favoriser un réveil en douceur
après l'anesthésie. À ce stade, il est essentiel de surveiller de près
les paramètres vitaux tels que la fréquence cardiaque, la
respiration, et la saturation en oxygène, car toute anomalie peut
être le signe d'une complication post-opératoire. En collaboration
avec l'infirmier, l'aide-soignant prend en charge ces premières
heures souvent décisives, où la vigilance est de mise.

La gestion de la douleur constitue un autre aspect crucial des
soins post-opératoires, et l'aide-soignant occupe une place clé
dans cette démarche. Après une intervention, la douleur est
souvent intense, et son contrôle est fondamental pour assurer un
bon rétablissement. L'aide-soignant est chargé de surveiller l'état
du patient, d'évaluer son niveau de douleur et d'adapter, avec
l'infirmier, les stratégies de soulagement proposées. Cela ne se
limite pas aux traitements médicamenteux : le positionnement
correct du patient, le changement de pansement sans douleur
excessive, et une communication attentive sur les ressentis du
patient sont autant de gestes qui contribuent à diminuer sa
souffrance. Grâce à sa proximité constante avec les patients,
l'aide-soignant est en première ligne pour adapter les soins,
s'assurer que le patient est à l'aise et prévenir toute détérioration.

Le suivi des plaies opératoires et des dispositifs médicaux fait également partie des responsabilités centrales de l'aide-soignant dans cette phase post-opératoire. Les pansements, drains, et cathéters doivent être régulièrement inspectés pour détecter tout signe d'infection ou de dysfonctionnement. Une plaie qui s'infecte, un drain mal fonctionnel ou un cathéter défectueux peuvent rapidement entraîner des complications graves. L'attention portée par l'aide-soignant à ces détails permet de réagir rapidement et d'éviter des problèmes plus importants. De plus, il veille à ce que le patient soit correctement hydraté et nourri, deux éléments essentiels à la récupération.

Dans les jours qui suivent l'opération, le rôle de l'aide-soignant s'intensifie encore. Il est un acteur fondamental de la mobilisation précoce du patient, un aspect crucial pour prévenir des complications graves comme les thromboses veineuses profondes et les infections pulmonaires. Même si le patient est faible ou réticent, l'aide-soignant l'encourage doucement à se lever, à marcher, et à retrouver progressivement son autonomie. Ce processus doit être fait avec précaution, car chaque patient réagit différemment à la douleur et à la fatigue. L'aide-soignant, par son expérience et sa capacité à adapter les soins, guide cette rééducation avec patience et professionnalisme.

Par ailleurs, l'aide-soignant joue un rôle non seulement technique, mais aussi profondément humain. Dans les moments qui suivent une opération, les patients peuvent se sentir vulnérables, anxieux ou même désemparés face à la douleur ou à la lenteur de leur rétablissement. L'aide-soignant est souvent le premier interlocuteur vers qui ils se tournent pour obtenir du réconfort. À travers une présence rassurante, une écoute attentive et des gestes simples comme une aide pour se laver, se nourrir ou simplement s'asseoir, il crée un climat de confiance et de sécurité qui est indispensable à une bonne récupération. Le soin relationnel est un aspect fondamental de ce métier, car la guérison ne se limite pas à l'état physique du patient ; elle inclut aussi sa santé psychologique et émotionnelle.

En plus de ces soins directs, l'aide-soignant est aussi impliqué dans l'accompagnement des familles. Après une opération, les proches du patient ont souvent besoin d'informations, de soutien, et d'explications sur l'évolution de l'état de leur parent ou ami. L'aide-soignant, par son contact quotidien avec le patient, est souvent le mieux placé pour répondre à leurs questions ou pour les rassurer. Il joue ainsi un rôle clé dans la communication entre l'équipe soignante, le patient, et ses proches.

- o Objectif de ce guide : accompagner, informer, et motiver.

L'objectif de ce guide est triple : accompagner, informer, et motiver tous ceux qui, de près ou de loin, sont impliqués dans le rôle essentiel de l'aide-soignant en service de chirurgie. Ce livre ne se limite pas à une présentation théorique ou à un simple manuel de procédures ; il se veut avant tout un compagnon de route, un guide qui reflète la réalité quotidienne de ce métier, tout en fournissant les outils nécessaires pour exceller dans ce domaine exigeant.

Accompagner est l'une des priorités majeures de ce guide. Le métier d'aide-soignant, en particulier dans un service aussi complexe et dynamique que la chirurgie, peut être déroutant pour les novices. Chaque journée apporte son lot de défis imprévus, et il n'est pas toujours évident de savoir comment y répondre de façon adéquate. Ce guide se propose donc d'être un soutien, une ressource à laquelle chacun pourra se référer à chaque étape de sa carrière. Que ce soit pour les étudiants en formation ou les professionnels en poste cherchant à se perfectionner, l'objectif est de les guider à travers les multiples facettes du travail au sein d'une équipe chirurgicale. L'accompagnement ne se limite pas aux aspects techniques : il s'étend aussi à la dimension humaine du métier. Travailler avec des patients en situation de grande vulnérabilité exige une compréhension fine des enjeux psychologiques, une maîtrise de l'empathie et un sens aigu de la communication. Ce livre se veut donc un soutien pour les aides-soignants dans l'acquisition de ces compétences cruciales, afin qu'ils se sentent à la fois confiants et compétents dans leur pratique quotidienne.

Ensuite, **informer** est un pilier fondamental de ce guide. Il est essentiel que les aides-soignants disposent de connaissances précises et actualisées pour accomplir leurs missions avec rigueur et efficacité. L'univers de la chirurgie est en constante évolution, avec l'apparition de nouvelles technologies, de nouveaux protocoles et de nouvelles exigences en matière de sécurité. Ce guide offre des informations claires et accessibles sur les techniques de soins post-opératoires, la gestion des douleurs, la prévention des infections, ainsi que les spécificités liées aux différentes spécialités chirurgicales. En outre, il vise à rendre ces informations immédiatement applicables dans la pratique quotidienne. Il ne s'agit pas seulement de théories, mais de connaissances pratiques qui peuvent être mises en œuvre directement, afin d'améliorer la qualité des soins et la sécurité des patients. En fournissant des explications détaillées sur les procédures courantes et les meilleures pratiques, ce guide aide à réduire les incertitudes et à offrir des soins de haute qualité en toute circonstance. Le contenu est structuré de manière à ce que chaque lecteur puisse rapidement trouver les réponses aux questions qu'il se pose, qu'il s'agisse de la gestion d'un patient fragile ou de la mise en place d'un pansement complexe.

Enfin, **motiver** est l'un des objectifs les plus essentiels de ce guide. Le métier d'aide-soignant, bien qu'extrêmement gratifiant, peut aussi être physiquement et émotionnellement exigeant. Il n'est pas rare de rencontrer des situations stressantes, des moments de doute ou de fatigue, et il est parfois difficile de maintenir une motivation constante face à ces défis quotidiens. Ce guide a pour ambition de rappeler aux aides-soignants l'importance cruciale de leur travail, de les encourager à poursuivre leur développement personnel et professionnel, et de leur donner les moyens de surmonter les obstacles. À travers des exemples concrets, des témoignages et des récits d'expérience, le livre cherche à inspirer, à rappeler que chaque geste, même le plus simple, a un impact direct sur la vie des patients. L'aide-soignant joue un rôle fondamental dans le processus de guérison, et ce livre veut souligner cette réalité, en montrant que la valeur de ce métier réside aussi bien dans les compétences techniques que dans la capacité à accompagner le patient avec compassion et dignité.

En résumé, ce guide s'adresse à tous ceux qui souhaitent non seulement maîtriser les compétences techniques nécessaires pour réussir dans le domaine de l'aide-soignant en chirurgie, mais aussi s'engager pleinement dans un métier humainement riche. En accompagnant, en informant et en motivant, ce livre se propose d'être un véritable compagnon de route, un outil indispensable pour évoluer sereinement dans un service de chirurgie et pour apporter les meilleurs soins possibles aux patients. C'est une invitation à voir au-delà des tâches quotidiennes, à comprendre l'importance de chaque geste, et à embrasser pleinement la dimension humaine du métier.

Chapitre 1

Le Service de Chirurgie –

Un Environnement Dynamique et Exigeant

- **Qu'est-ce qu'un service de chirurgie ?**
  - ○ Définition générale et types de chirurgies (orthopédique, digestive, vasculaire, etc.).

La chirurgie est une branche essentielle de la médecine qui repose sur des interventions manuelles ou instrumentales visant à diagnostiquer, traiter ou corriger des anomalies anatomiques, des maladies ou des traumatismes. Elle se distingue par la précision de ses gestes, souvent effectués en milieu stérile, et par l'implication directe sur les tissus du corps humain, ce qui en fait une spécialité à la fois complexe et rigoureuse. La diversité des pathologies et des structures touchées a donné naissance à plusieurs sous-spécialités chirurgicales, chacune adaptée à un domaine précis du corps ou à un type particulier de problème médical.

Parmi les grandes spécialités chirurgicales, la **chirurgie orthopédique** occupe une place centrale. Elle se concentre sur le diagnostic et le traitement des troubles du système musculo-squelettique, incluant les os, les articulations, les ligaments, les muscles et les tendons. Les interventions courantes en chirurgie orthopédique incluent les réparations de fractures, les remplacements d'articulations comme la hanche ou le genou, ou encore la correction des malformations congénitales. Cette spécialité est indispensable pour traiter les traumatismes résultant d'accidents, les maladies dégénératives comme l'arthrose, ou encore les blessures sportives.

La **chirurgie digestive**, quant à elle, se concentre sur les organes du système digestif, à savoir l'œsophage, l'estomac, l'intestin grêle, le côlon, le foie, le pancréas et la vésicule biliaire. Ce domaine traite une multitude de pathologies allant des cancers digestifs aux troubles fonctionnels comme l'appendicite, les hernies abdominales ou encore la maladie diverticulaire. L'apparition de nouvelles technologies, telles que la chirurgie mini-invasive et la cœlioscopie, a révolutionné cette spécialité, permettant de réduire les temps de récupération et les complications postopératoires. La chirurgie digestive est cruciale dans le traitement de maladies chroniques, de pathologies hépatiques ou biliaires et des urgences médicales telles que les occlusions intestinales ou les perforations digestives.

Un autre domaine essentiel est la **chirurgie vasculaire**, spécialisée dans le traitement des maladies des vaisseaux sanguins, c'est-à-dire des artères et des veines. Cette spécialité prend en charge des pathologies souvent graves, comme les anévrismes, les sténoses artérielles ou encore les varices. Les interventions vasculaires visent à restaurer ou à améliorer la circulation sanguine dans les membres, le cou (carotide) ou l'abdomen. La chirurgie des anévrismes de l'aorte, par exemple, est une procédure délicate nécessitant une grande expertise, car une rupture peut être fatale. La chirurgie vasculaire implique également des techniques endovasculaires, qui permettent d'intervenir à l'intérieur des vaisseaux, limitant ainsi les incisions et facilitant la récupération du patient.

À côté de ces grandes spécialités, d'autres types de chirurgie répondent à des besoins tout aussi importants. La **chirurgie cardiaque**, par exemple, traite les affections du cœur et des gros vaisseaux. Elle comprend des interventions complexes telles que le pontage coronarien, le remplacement de valves cardiaques ou encore les réparations de malformations congénitales. La **chirurgie thoracique**, quant à elle, s'occupe des organes situés dans la cage thoracique, comme les poumons et l'œsophage, et traite des maladies telles que les cancers pulmonaires ou les infections graves.

La **chirurgie urologique** traite les organes du système urinaire, aussi bien chez l'homme que chez la femme. Elle est responsable du traitement des pathologies telles que les calculs rénaux, les cancers de la vessie ou de la prostate, ainsi que des malformations congénitales des voies urinaires.

En parallèle, la **neurochirurgie** se spécialise dans le traitement des pathologies du système nerveux central et périphérique, incluant le cerveau, la moelle épinière et les nerfs. Les tumeurs cérébrales, les traumatismes crâniens, ou encore les hernies discales nécessitant une intervention sur la colonne vertébrale, font partie de cette discipline très pointue.

La **chirurgie plastique et reconstructrice** a une vocation différente puisqu'elle ne se limite pas à la correction d'anomalies ou de pathologies. Elle traite les déformations esthétiques, souvent suite à des traumatismes ou des maladies, mais prend aussi en charge des actes esthétiques purs, tels que la reconstruction mammaire après cancer ou la correction des cicatrices.

Enfin, la **chirurgie pédiatrique** se concentre sur les pathologies spécifiques de l'enfant. Elle nécessite une expertise particulière, car les organismes en développement ne réagissent pas de la même manière aux interventions que les adultes. Les malformations congénitales, les tumeurs infantiles, ou encore les anomalies digestives à la naissance sont autant de domaines couverts par cette spécialité.

o   Organisation d'un service de chirurgie : équipe pluridisciplinaire.

L'organisation d'un service de chirurgie repose sur une équipe pluridisciplinaire, composée de professionnels de santé aux compétences variées, qui collaborent de manière étroite pour assurer des soins de qualité à chaque patient. Cette approche collective est essentielle dans un domaine aussi complexe que la chirurgie, où la prise en charge d'un patient nécessite une coordination rigoureuse et une communication fluide entre les différents membres de l'équipe. Chaque professionnel, avec son expertise spécifique, joue un rôle indispensable dans le processus de soins, de l'admission du patient jusqu'à sa réhabilitation post-opératoire.

Au cœur de cette équipe se trouve le **chirurgien**, souvent perçu comme la figure centrale du service. Il est responsable de l'intervention chirurgicale elle-même, depuis le diagnostic jusqu'à la réalisation de l'opération et le suivi post-opératoire. Le chirurgien prend les décisions stratégiques quant au traitement à adopter, en collaboration avec les autres membres de l'équipe médicale. Cependant, son rôle ne s'arrête pas au bloc opératoire. Il intervient aussi dans le suivi quotidien du patient après l'intervention, vérifiant l'évolution de l'état de santé, la cicatrisation, et l'absence de complications. En tant que leader technique, il doit aussi savoir déléguer et communiquer efficacement avec les autres membres de l'équipe pour assurer une prise en charge optimale du patient.

L'**anesthésiste-réanimateur** est un autre acteur clé dans cette organisation. Avant l'intervention, il évalue l'état de santé du patient pour choisir la meilleure stratégie anesthésique en fonction de l'intervention à venir et des risques associés. Il assure la gestion de la douleur pendant l'opération, en veillant à ce que le patient soit stable et à l'aise. Après l'intervention, il surveille le patient en salle de réveil, gérant les effets de l'anesthésie et s'assurant que le patient se réveille dans de bonnes conditions. En cas de complications graves, comme un arrêt cardiaque ou une détresse respiratoire, c'est l'anesthésiste-réanimateur qui prend en charge la réanimation et la stabilisation du patient.

Les **infirmiers de bloc opératoire** ou **IBODE** jouent également un rôle crucial dans l'organisation d'un service de chirurgie. Spécialistes des procédures opératoires, ils veillent à ce que le bloc soit préparé dans des conditions de stérilité absolue et que tous les instruments chirurgicaux nécessaires soient disponibles et fonctionnels. Pendant l'opération, ils assistent le chirurgien en lui fournissant les instruments adéquats au bon moment, tout en veillant à maintenir un environnement stérile et sécurisé. Leur réactivité et leur précision sont essentielles au bon déroulement de l'intervention. Après l'opération, ils assurent la désinfection du matériel et de la salle, garantissant ainsi que tout soit prêt pour l'intervention suivante.

L'**infirmier anesthésiste diplômé d'État** (IADE) collabore étroitement avec l'anesthésiste pour préparer le patient à l'anesthésie, surveiller ses constantes vitales tout au long de l'opération et assurer une surveillance post-opératoire immédiate en salle de réveil. Il joue un rôle clé dans la gestion de la douleur et la prévention des complications anesthésiques.

Dans cette équipe, les **infirmiers en soins généraux** (IDE) ont la responsabilité de la prise en charge quotidienne des patients hospitalisés dans le service de chirurgie. Ils veillent à la gestion des soins pré et post-opératoires, surveillant les signes vitaux, administrant les traitements et assurant les soins techniques tels que les pansements, les perfusions ou la gestion des drains. L'infirmier est aussi un interlocuteur privilégié des patients et de leurs familles, expliquant les procédures et les soins, et répondant à leurs questions ou inquiétudes. Il travaille en étroite collaboration avec les aides-soignants pour assurer une prise en charge globale et continue des patients.

Les **aides-soignants**, eux, sont souvent en première ligne pour garantir le confort et le bien-être des patients. Leur rôle est d'assister les infirmiers dans les soins quotidiens, mais aussi de réaliser des tâches essentielles telles que l'aide à la toilette, à l'habillage, au repositionnement des patients ou encore à la surveillance de leurs paramètres de base. En étant au plus près des patients, les aides-soignants jouent un rôle crucial dans la détection des signes précoces de complications, qu'ils rapportent ensuite aux infirmiers ou aux médecins. Leur implication va au-delà des aspects techniques, puisqu'ils apportent également un soutien psychologique important, aidant les patients à traverser les moments difficiles liés à l'opération.

Le **kinésithérapeute** intervient souvent dans les suites post-opératoires, notamment pour les patients ayant subi des interventions orthopédiques ou thoraciques. Sa mission est d'aider à la réhabilitation physique du patient, en travaillant sur la mobilité, la respiration et la fonction musculaire. Il guide les patients dans des exercices spécifiques qui favorisent leur récupération et préviennent des complications telles que les embolies ou les pertes fonctionnelles. Son travail est étroitement lié à celui des aides-soignants et des infirmiers, car une bonne rééducation nécessite une prise en charge globale du patient, incluant le confort, la douleur et la mobilisation.

Le **pharmacien hospitalier**, bien que moins visible dans le quotidien des soins directs, joue également un rôle déterminant dans l'organisation du service de chirurgie. Il est responsable de la gestion des médicaments, garantissant leur disponibilité et leur bon usage. Il travaille souvent en lien avec les chirurgiens et les anesthésistes pour s'assurer que les prescriptions respectent les protocoles et que les traitements administrés sont adaptés aux besoins des patients, en particulier en ce qui concerne la gestion de la douleur ou la prévention des infections.

Enfin, le **personnel administratif** et le **gestionnaire des blocs opératoires** participent au bon fonctionnement logistique du service. Ils organisent les plannings opératoires, coordonnent les admissions et les sorties des patients, et veillent à la fluidité des interventions. Leur rôle, bien que souvent en arrière-plan, est fondamental pour garantir une organisation sans faille et éviter les retards ou les imprévus qui pourraient nuire à la qualité des soins.

* **Le rôle central de l'aide-soignant en chirurgie**
  o Importance de la coordination avec les infirmiers et les chirurgiens.

La coordination entre les aides-soignants, les infirmiers et les chirurgiens est un élément fondamental du bon fonctionnement d'un service de chirurgie. Chaque membre de l'équipe a des compétences spécifiques et un rôle déterminé, mais c'est l'articulation harmonieuse de ces rôles qui permet d'assurer des soins de qualité aux patients. Cette coordination est indispensable non seulement pour la sécurité des interventions chirurgicales, mais aussi pour optimiser le parcours de soins du patient, de son admission jusqu'à sa sortie de l'hôpital.

Dès l'arrivée d'un patient dans le service de chirurgie, l'aide-soignant est souvent l'un des premiers professionnels à établir un contact direct. Il prépare le patient en réalisant les soins préopératoires, mais ces actions sont toujours effectuées en lien étroit avec les infirmiers et les chirurgiens. Par exemple, avant une opération, il est essentiel que l'aide-soignant ait une compréhension claire des protocoles spécifiques indiqués par le chirurgien et que les infirmiers vérifient que toutes les consignes médicales ont été suivies. Cette coordination garantit que le patient est prêt physiquement et psychologiquement pour l'intervention, réduisant ainsi les risques de complications.

Pendant la phase opératoire, bien que l'aide-soignant ne soit généralement pas présent dans le bloc opératoire, son travail en amont et sa capacité à préparer les patients et les équipements contribuent au bon déroulement de l'intervention. L'infirmier de bloc opératoire, quant à lui, travaille en étroite collaboration avec le chirurgien, anticipant ses besoins et veillant à la bonne gestion des instruments et du matériel. Tout cela ne serait possible sans une communication fluide entre tous les acteurs impliqués. Le chirurgien doit pouvoir compter sur l'équipe soignante pour lui fournir toutes les informations nécessaires sur l'état du patient, ses antécédents, et tout détail qui pourrait influencer le déroulement de l'opération. Ici, la transmission des informations entre l'aide-soignant, l'infirmier et le chirurgien devient cruciale. Une bonne coordination garantit que le chirurgien dispose des éléments nécessaires pour agir de manière efficace et sécuritaire.

Après l'intervention, le travail d'équipe prend encore plus d'importance. La phase post-opératoire est un moment délicat où la surveillance du patient est intense. L'aide-soignant, étant souvent celui qui passe le plus de temps auprès du patient, joue un rôle clé dans l'observation des signes vitaux et des éventuelles complications. Cependant, cette observation doit toujours être faite en collaboration avec les infirmiers, qui supervisent les soins plus techniques tels que les pansements complexes, les perfusions et la gestion des drains. Si l'aide-soignant remarque un signe inhabituel, comme une modification de la respiration ou une douleur excessive, il doit immédiatement en informer l'infirmier, qui à son tour, transmettra cette information au chirurgien si nécessaire. Cette chaîne d'information fluide permet d'intervenir rapidement en cas de problème et d'éviter toute aggravation de l'état du patient.

La gestion de la douleur post-opératoire est un autre exemple où la coordination entre l'aide-soignant, l'infirmier et le chirurgien est essentielle. L'aide-soignant, par son contact régulier avec le patient, est souvent le premier à identifier un inconfort ou une douleur mal contrôlée. Il est donc impératif qu'il communique ces observations à l'infirmier, qui pourra ajuster les traitements antidouleur selon les prescriptions du chirurgien. Le chirurgien, quant à lui, doit être informé des éventuelles difficultés rencontrées afin de modifier si besoin la prise en charge médicale. Cette collaboration entre les trois acteurs permet de garantir que le patient reçoit un traitement adapté et que sa récupération se déroule dans les meilleures conditions possibles.

La coordination devient encore plus cruciale en cas de situation d'urgence, comme une complication postopératoire. Si un patient montre des signes de détérioration, une réaction rapide et concertée est indispensable. L'aide-soignant, qui est en première ligne, doit rapidement alerter l'infirmier, qui évalue la situation et appelle le chirurgien en cas de besoin. Chaque seconde compte, et c'est la capacité de chacun à communiquer efficacement qui permet de gérer ces situations critiques. Ici, la fluidité des échanges et la répartition des tâches sont des gages de sécurité pour le patient.

La collaboration étroite entre l'aide-soignant, l'infirmier et le chirurgien ne se limite pas aux soins directs. Elle s'étend également à la préparation du patient pour la sortie de l'hôpital. Le chirurgien, après évaluation de l'état du patient, décide du moment où celui-ci peut être autorisé à quitter le service. Les infirmiers et les aides-soignants, en coordination, préparent cette sortie en expliquant au patient et à sa famille les soins à suivre à domicile, les éventuelles restrictions et les signes de complications à surveiller. Cette préparation concertée permet d'assurer une transition en douceur du service hospitalier vers le domicile, minimisant ainsi le risque de réhospitalisation.

o   Responsabilités avant, pendant et après une opération.

Les responsabilités de l'aide-soignant dans un service de chirurgie sont cruciales avant, pendant et après une opération. Ces trois phases du parcours opératoire exigent une attention particulière et une coordination rigoureuse avec le reste de l'équipe médicale, afin de garantir la sécurité et le bien-être du patient. Chaque étape demande des compétences spécifiques, une anticipation des besoins et une vigilance constante, car la moindre erreur peut avoir des répercussions importantes sur le déroulement de l'intervention et sur la récupération post-opératoire.

Avant l'opération, le rôle de l'aide-soignant commence bien avant que le patient ne pénètre dans le bloc opératoire. Dès l'admission, il assure la préparation physique du patient, un élément crucial pour minimiser les risques d'infection et garantir que toutes les conditions sont réunies pour une intervention sécurisée. Cette préparation inclut souvent une douche antiseptique, le rasage de la zone à opérer si nécessaire, et la vérification que le patient a respecté les consignes de jeûne préopératoire. L'aide-soignant est aussi responsable de s'assurer que tous les examens préopératoires requis, tels que les analyses de sang ou les radiographies, ont bien été effectués et transmis à l'équipe chirurgicale.

Le contact humain est également essentiel à ce stade. Le patient arrive souvent stressé ou anxieux à l'idée de l'intervention à venir. L'aide-soignant, par sa présence et sa bienveillance, contribue à apaiser ces craintes en répondant aux questions, en expliquant les différentes étapes à venir, et en instaurant un climat de confiance. Ce soutien psychologique est indispensable, car un patient bien préparé, à la fois physiquement et mentalement, est plus enclin à bien tolérer l'opération et à récupérer plus rapidement.

Une fois ces étapes réalisées, l'aide-soignant assiste également au transfert du patient vers le bloc opératoire, assurant que celui-ci est confortablement installé et que son dossier médical, ainsi que tout autre document nécessaire, accompagne le patient. L'aide-soignant doit aussi s'assurer que le brancardage se fait dans des conditions optimales de sécurité, afin de prévenir toute chute ou inconfort inutile pour le patient.

Pendant l'opération, bien que l'aide-soignant ne soit pas directement impliqué dans l'acte chirurgical au sein du bloc opératoire, son travail en amont permet de faciliter l'intervention. En parallèle, l'aide-soignant peut se charger de préparer l'environnement en dehors du bloc, assurant que la chambre du patient est prête pour son retour après l'intervention. Cela inclut la préparation du lit, la mise en place des équipements de surveillance et des perfusions, ou encore l'organisation des dispositifs de soutien comme les coussins ou les alèses qui faciliteront le confort du patient à son retour.

Pendant l'opération, l'aide-soignant reste en lien avec l'équipe du bloc, prêt à intervenir en cas de besoin logistique ou pour gérer les demandes immédiates. Il peut aussi être impliqué dans la prise en charge d'autres patients dans le service pendant ce temps, car la continuité des soins doit être assurée en toutes circonstances.

Après l'opération, le rôle de l'aide-soignant prend une nouvelle dimension, car la phase post-opératoire est souvent critique. Dès que le patient quitte le bloc opératoire pour être transféré en salle de réveil, l'aide-soignant, sous la supervision de l'équipe infirmière, participe à la surveillance rapprochée des signes vitaux. Il veille à ce que le patient se réveille en douceur de l'anesthésie, surveille sa respiration, son pouls et sa saturation en oxygène, et s'assure qu'il ne présente pas de complications immédiates telles qu'une hémorragie ou une détresse respiratoire.

Une fois que le patient est stabilisé, l'aide-soignant intervient lors du retour en chambre. Là encore, il s'assure que le patient est confortablement installé, qu'il est bien hydraté et qu'il n'éprouve pas de douleur excessive. La gestion de la douleur est une responsabilité essentielle en post-opératoire. L'aide-soignant doit évaluer régulièrement l'intensité de la douleur ressentie par le patient, et s'assurer que les prescriptions de l'équipe médicale sont bien suivies pour offrir un soulagement efficace. Cette gestion ne se limite pas aux traitements médicamenteux ; l'aide-soignant veille également au bon positionnement du patient dans son lit pour éviter les tensions ou les points de pression douloureux.

Par ailleurs, l'aide-soignant est responsable de la surveillance des pansements et des drains mis en place lors de l'opération. Il vérifie régulièrement leur bon fonctionnement, s'assurant qu'il n'y a pas de saignements anormaux ou de signes d'infection. Tout changement doit être signalé immédiatement à l'infirmier ou au médecin, car une réactivité rapide est cruciale pour prévenir les complications. L'aide-soignant participe aussi à la mobilisation précoce du patient. Selon les recommandations médicales, il aide le patient à se lever pour les premiers pas, un moment souvent difficile mais essentiel pour prévenir des complications telles que les thromboses veineuses profondes ou les escarres.

Enfin, l'aide-soignant contribue à la réhabilitation globale du patient en assurant une surveillance attentive de son état général. Il veille à l'hydratation et à l'alimentation du patient, en tenant compte des éventuelles restrictions alimentaires postopératoires. Il encourage également les patients à reprendre progressivement leurs habitudes de vie tout en respectant les consignes médicales. La sortie du patient doit être soigneusement préparée en concertation avec les infirmiers et les chirurgiens, afin de s'assurer que toutes les consignes pour la convalescence à domicile sont bien comprises par le patient et sa famille.

- **L'environnement technique du bloc opératoire et du service de chirurgie**
  - ○ Comprendre les équipements de base (moniteurs, pompes à perfusion, etc.).

Comprendre les équipements de base dans un service de chirurgie est une compétence essentielle pour tout aide-soignant, car ces dispositifs jouent un rôle crucial dans la surveillance et le soin des patients avant, pendant et après une intervention chirurgicale. Ces équipements permettent de suivre en temps réel l'état de santé du patient, d'administrer les traitements nécessaires et de réagir rapidement en cas de complications. Chaque appareil a une fonction spécifique, et leur bonne utilisation nécessite une connaissance approfondie, car ils sont au cœur du fonctionnement quotidien du service.

Parmi les équipements de base, **les moniteurs** sont sans doute les plus omniprésents et essentiels dans un service de chirurgie. Ces appareils permettent de surveiller en continu les signes vitaux du patient, notamment la fréquence cardiaque, la pression artérielle, la saturation en oxygène (SpO2), et la fréquence respiratoire. Placé à côté du lit du patient, le moniteur affiche ces données en temps réel, permettant à l'équipe soignante d'intervenir immédiatement en cas d'anomalie. Par exemple, une baisse soudaine de la saturation en oxygène ou une élévation inhabituelle de la fréquence cardiaque peuvent indiquer un problème nécessitant une réponse rapide, comme une détresse respiratoire ou une hémorragie. Pour l'aide-soignant, il est indispensable de savoir interpréter ces valeurs de base et de comprendre les seuils critiques qui doivent être signalés immédiatement à l'infirmier ou au médecin. L'utilisation des moniteurs implique aussi de s'assurer que les électrodes, les capteurs et les brassards de pression artérielle sont bien placés sur le patient et fonctionnent correctement.

Un autre équipement essentiel est la **pompe à perfusion**, utilisée pour administrer de manière précise et continue des médicaments, des fluides ou des nutriments au patient. Ces pompes sont particulièrement utiles pour les patients en postopératoire, qui nécessitent souvent des perfusions intraveineuses sur une longue durée, comme des antibiotiques, des analgésiques ou des solutions hydratantes. La pompe à perfusion permet de contrôler avec exactitude la vitesse de perfusion, assurant ainsi que le patient reçoit la quantité adéquate de traitement sur une période donnée. L'aide-soignant doit être capable de préparer les perfusions, de connecter correctement les tubulures, et de surveiller le bon fonctionnement de la pompe. Il est également important de savoir réagir en cas de dysfonctionnement, par exemple si une alarme se déclenche pour signaler une occlusion dans la tubulure ou si la perfusion est interrompue pour une raison quelconque. Une bonne maîtrise de cet équipement garantit que le patient reçoit ses traitements de manière optimale et sécurisée.

Les **pompes à seringue** sont une variante des pompes à perfusion, mais elles sont particulièrement utilisées pour administrer des médicaments à doses très précises sur une période déterminée. Elles sont couramment employées pour les perfusions d'insuline, de morphine ou d'autres médicaments ayant des effets puissants et nécessitant une surveillance stricte. L'aide-soignant, en collaboration avec l'infirmier, doit s'assurer que ces pompes fonctionnent correctement et que les doses programmées correspondent aux prescriptions médicales.

Un autre équipement courant dans un service de chirurgie est le **saturomètre** ou oxymètre de pouls, qui permet de mesurer la saturation en oxygène dans le sang. Cet appareil, souvent clipé sur le doigt du patient, évalue rapidement et de manière non invasive le taux d'oxygène circulant dans le corps. La saturation en oxygène est un indicateur clé de la fonction respiratoire, et des valeurs basses peuvent indiquer une insuffisance respiratoire ou d'autres complications postopératoires comme une embolie pulmonaire. L'aide-soignant doit être capable de surveiller cette donnée de manière autonome et de réagir rapidement si le taux d'oxygène descend sous un seuil critique, en alertant immédiatement l'infirmier ou le médecin pour ajuster les soins.

Les **tensiomètres automatiques** sont également largement utilisés pour surveiller la pression artérielle des patients. Bien que la prise de tension manuelle soit une compétence de base, l'utilisation d'appareils automatiques permet une surveillance plus régulière, surtout chez les patients ayant besoin d'un suivi constant après une chirurgie. Ces appareils peuvent être programmés pour mesurer la tension à intervalles réguliers, fournissant ainsi une lecture précise et constante sans nécessiter l'intervention manuelle fréquente du personnel soignant. Cependant, l'aide-soignant doit être vigilant pour s'assurer que le brassard est correctement positionné et que les lectures sont cohérentes avec l'état du patient. En cas de déviation anormale de la pression artérielle, comme une hypotension sévère, il doit être capable de réagir rapidement en alertant l'équipe médicale.

Le **thermomètre électronique** est un autre équipement de base, souvent utilisé pour vérifier la température corporelle du patient. Après une opération, la fièvre peut être un signe précoce d'infection, et il est essentiel de la surveiller régulièrement. L'aide-soignant doit savoir interpréter ces valeurs, car une température élevée peut nécessiter une intervention médicale rapide pour éviter des complications graves.

Enfin, l'un des équipements spécifiques aux services de chirurgie est le **drain chirurgical**, utilisé pour évacuer les liquides ou le sang accumulés après une opération. Bien qu'il ne soit pas un appareil électronique, la gestion du drain et de ses accessoires fait partie intégrante des compétences de l'aide-soignant. Il est responsable de surveiller le débit, l'aspect du liquide drainé et de signaler toute anomalie. Un mauvais fonctionnement du drain ou des signes d'infection autour du site d'insertion peuvent entraîner des complications graves, telles qu'une infection post-opératoire ou un hématome.

o Gestion des instruments chirurgicaux et hygiène du bloc opératoire.

La gestion des instruments chirurgicaux et le respect rigoureux des règles d'hygiène dans le bloc opératoire sont des éléments cruciaux pour assurer la sécurité des interventions et prévenir les infections. Dans un environnement aussi délicat et contrôlé que le bloc opératoire, chaque détail compte, et le travail de l'aide-soignant, en collaboration avec les autres membres de l'équipe, joue un rôle clé pour garantir que toutes les conditions de stérilité soient respectées et que les instruments utilisés soient parfaitement préparés, entretenus et manipulés.

La **gestion des instruments chirurgicaux** commence bien avant l'opération. Les instruments doivent être sélectionnés en fonction du type de chirurgie à réaliser. Chaque intervention requiert des outils spécifiques – scalpels, pinces, ciseaux, écarteurs, et autres dispositifs médicaux – qui doivent être prêts à l'usage, fonctionnels et en parfait état de propreté. L'aide-soignant, souvent en lien avec les infirmiers de bloc opératoire (IBODE), doit s'assurer que tout le matériel nécessaire est préparé en amont, que ce soit pour une chirurgie programmée ou pour une intervention en urgence. Il veille à ce que les instruments soient bien stérilisés et emballés selon les protocoles en vigueur, et que chaque instrument ait été inspecté pour s'assurer de son bon fonctionnement.

Une étape essentielle de cette gestion est la **stérilisation des instruments**. Les risques d'infection dans le cadre d'une intervention chirurgicale sont importants si les instruments utilisés ne sont pas parfaitement stériles. Après chaque utilisation, les instruments doivent être nettoyés, désinfectés et stérilisés dans des conditions strictes. Ce processus est souvent réalisé dans une unité dédiée à la stérilisation, mais l'aide-soignant et l'équipe du bloc opératoire ont la responsabilité de s'assurer que les instruments sont envoyés et récupérés dans les meilleures conditions. La stérilisation élimine toutes les formes de micro-organismes, qu'ils soient visibles ou non, et garantit que les instruments peuvent être réutilisés en toute sécurité.

Le rangement et la préparation des instruments dans le bloc opératoire doivent également suivre un protocole rigoureux. Chaque instrument a sa place sur le plateau opératoire, et l'ordre dans lequel ils sont disposés permet au chirurgien et aux infirmiers d'avoir un accès rapide et efficace aux outils dont ils ont besoin pendant l'opération. L'aide-soignant, en collaboration avec l'IBODE, veille à la mise en place correcte des plateaux et à la disponibilité des outils spécifiques. Une mauvaise organisation ou un oubli d'instrument peut perturber l'intervention et augmenter les risques pour le patient. De plus, l'aide-soignant doit s'assurer que des instruments de rechange sont disponibles en cas de besoin imprévu pendant l'opération.

Ensuite, l'**hygiène du bloc opératoire** est un aspect fondamental pour garantir la sécurité des patients. Le bloc opératoire est un environnement où la stérilité doit être maintenue à tout moment, car toute introduction de micro-organismes peut provoquer des infections graves. Le respect des protocoles d'hygiène commence dès l'entrée dans la salle opératoire, avec des mesures strictes comme le lavage des mains chirurgical, le port de vêtements stériles, de gants, de masques et de bonnets. Chaque professionnel, y compris l'aide-soignant, doit veiller à ces règles pour ne pas compromettre la stérilité du bloc. Le moindre contact avec une surface non stérile ou une mauvaise manipulation des instruments peut entraîner une contamination.

Avant chaque intervention, **le nettoyage et la désinfection du bloc opératoire** sont également indispensables. L'aide-soignant participe à la préparation de la salle en nettoyant et désinfectant toutes les surfaces, y compris les tables d'opération, les équipements, et le sol, pour éliminer toute trace de contaminants. Une attention particulière est portée aux zones critiques, comme les dispositifs où les instruments stériles sont manipulés ou les surfaces où le patient sera positionné. La désinfection se fait avec des produits adaptés qui éliminent les bactéries, virus et champignons, garantissant ainsi un environnement le plus stérile possible.

Pendant l'opération, l'hygiène est maintenue par des gestes simples mais essentiels. Par exemple, l'aide-soignant et les autres membres de l'équipe doivent éviter tout contact direct avec des surfaces non stériles, et en cas de doute, il est impératif de changer de gants ou de draps de protection. L'utilisation de barrières stériles autour du site opératoire est une autre mesure cruciale pour limiter les risques de contamination. L'aide-soignant veille à ce que tout le matériel utilisé, y compris les draps, soit soigneusement manipulé et remplacé si nécessaire.

Après l'intervention, la gestion des instruments chirurgicaux continue avec leur récupération et leur transport vers la zone de décontamination. L'aide-soignant est souvent impliqué dans le tri des instruments utilisés, en veillant à ce que les objets tranchants soient manipulés avec précaution pour éviter tout risque de blessure. Tous les instruments sont ensuite envoyés à la stérilisation pour un nouveau cycle de désinfection avant d'être réutilisés. Cette gestion post-opératoire est tout aussi importante, car un manquement dans cette phase pourrait compromettre la sécurité des futures interventions.

Enfin, **le nettoyage complet du bloc opératoire** après chaque intervention est une tâche cruciale pour préparer la salle en vue de la prochaine opération. L'aide-soignant participe au démontage des équipements, au retrait des matériaux usagés, et au nettoyage des surfaces. Ce travail doit être fait de manière méthodique et minutieuse, en suivant les protocoles établis, pour garantir que le bloc opératoire retrouve son état de stérilité optimal.

Chapitre 2

La Journée Type de l'Aide-Soignant en Chirurgie

- **Accueillir les patients : la première étape essentielle**

  o L'importance d'une communication claire et bienveillante.

L'importance d'une communication claire et bienveillante dans le cadre des soins, et particulièrement dans un service de chirurgie, ne peut être sous-estimée. Cette forme de communication est au cœur de la relation entre les soignants et les patients, mais aussi entre les membres de l'équipe médicale. Elle joue un rôle fondamental dans le bien-être des patients, dans la qualité des soins prodigués, et dans l'efficacité de la coordination entre les professionnels de santé. En chirurgie, où chaque détail compte et où les patients sont souvent vulnérables, anxieux ou dans la douleur, la manière dont on communique devient aussi importante que les soins eux-mêmes.

Pour le patient, la chirurgie est souvent source de stress et d'inquiétude. Qu'il s'agisse d'une intervention mineure ou majeure, il y a toujours une part d'incertitude face à l'opération et à ses suites. Dans ce contexte, une communication claire et bienveillante de la part de l'aide-soignant peut grandement apaiser les craintes du patient et lui permettre de traverser cette épreuve avec plus de sérénité. La clarté est primordiale pour que le patient comprenne ce qui va lui arriver. Des termes techniques incompréhensibles ou des informations incomplètes peuvent augmenter son stress et son incompréhension. Il est donc essentiel d'expliquer chaque étape de la préparation, de l'intervention et des soins post-opératoires dans un langage simple et accessible, tout en s'assurant que le patient a bien saisi ce qui a été dit. Poser des questions ouvertes, écouter activement, et répondre avec précision à ses interrogations sont des pratiques qui contribuent à instaurer un climat de confiance.

La bienveillance dans la communication va au-delà des mots. Elle se manifeste dans l'attitude du soignant, dans son écoute active, dans le ton employé et dans l'empathie exprimée. Un patient qui se sent écouté, compris et respecté est plus à même de faire face aux défis d'une intervention chirurgicale. Il est prouvé que la dimension émotionnelle des soins, dont fait partie la communication bienveillante, favorise un meilleur rétablissement et diminue l'anxiété préopératoire. L'aide-soignant, qui est souvent celui qui passe le plus de temps avec le patient, joue un rôle clé dans cette dynamique relationnelle. Par un sourire, un mot rassurant ou une présence apaisante, il contribue à humaniser l'environnement parfois intimidant de l'hôpital.

La communication claire et bienveillante ne se limite pas aux échanges entre le patient et le soignant ; elle est tout aussi cruciale au sein de l'équipe médicale. En chirurgie, où chaque membre de l'équipe a une fonction spécifique et complémentaire, la bonne transmission des informations est indispensable. Une communication floue, imprécise ou désorganisée peut mener à des erreurs qui peuvent compromettre la sécurité du patient. Que ce soit pour transmettre les observations cliniques du patient, signaler une complication ou assurer une continuité des soins entre les équipes, la clarté et la bienveillance doivent être au cœur des interactions entre soignants.

Une **communication claire** signifie que chaque membre de l'équipe comprend parfaitement les informations transmises, qu'il s'agisse des paramètres vitaux du patient, des prescriptions à suivre ou des étapes à venir dans le processus de soin. La standardisation de certaines pratiques, comme l'utilisation de protocoles bien établis ou de check-lists, aide à maintenir cette clarté, mais c'est aussi la manière dont ces informations sont partagées qui fait toute la différence. L'aide-soignant, en tant qu'intermédiaire clé dans la transmission des informations entre les différents professionnels, doit veiller à rapporter les informations de manière précise et concise, sans omettre de détails importants, pour assurer une prise en charge fluide et sans rupture.

La **bienveillance**, quant à elle, dans le cadre de la communication au sein de l'équipe, implique le respect mutuel et une attitude constructive. La chirurgie est un domaine où la pression est souvent élevée, et les tensions peuvent surgir. Dans ces moments, une communication bienveillante permet de maintenir un environnement de travail serein et productif. Être bienveillant, c'est savoir écouter ses collègues, comprendre leurs préoccupations, et répondre avec respect et empathie. Cela signifie aussi savoir formuler des critiques ou des observations sans jugement, et toujours dans l'intérêt du patient.

Dans les situations d'urgence, où le stress est particulièrement intense, la communication claire et bienveillante prend une dimension encore plus cruciale. Sous la pression, il peut être facile de céder à des réactions brusques ou désordonnées, mais c'est précisément dans ces moments que la clarté et la bienveillance dans les échanges peuvent faire la différence. Une instruction claire et calme, même en situation critique, évite les malentendus et permet à l'équipe de rester concentrée sur l'objectif commun : la sécurité et le bien-être du patient.

La bienveillance, enfin, s'étend aussi aux proches des patients. Après une opération, les familles sont souvent inquiètes et désorientées. Elles ont besoin de savoir que leur proche est entre de bonnes mains et que son état de santé est suivi avec attention. L'aide-soignant, en tant que point de contact privilégié, a un rôle majeur à jouer dans la communication avec les familles. En expliquant avec clarté l'évolution de l'état du patient, les soins apportés, et les étapes à venir, et en répondant à leurs questions avec empathie, il peut contribuer à diminuer leur anxiété et à renforcer leur confiance dans l'équipe soignante.

o   Préparation physique et mentale du patient pour une intervention.

La préparation physique et mentale du patient pour une intervention chirurgicale est une étape fondamentale du processus de soin. Elle joue un rôle crucial dans la réussite de l'opération et dans la récupération post-opératoire. La chirurgie est une épreuve pour le corps et l'esprit, et une préparation complète permet de réduire les risques de complications, tout en améliorant le confort et la sérénité du patient. L'aide-soignant, en étroite collaboration avec les infirmiers et les médecins, est au cœur de cette préparation, à la fois sur le plan pratique et émotionnel.

La préparation physique du patient commence par une série de gestes simples, mais essentiels, qui garantissent la sécurité de l'intervention. L'un des premiers éléments est l'hygiène corporelle du patient. Avant une opération, il est souvent nécessaire de procéder à une douche antiseptique, parfois répétée, qui vise à réduire la charge bactérienne sur la peau, minimisant ainsi les risques d'infection au niveau du site opératoire. L'aide-soignant guide le patient à travers cette étape, en veillant à ce que toutes les consignes soient bien respectées. Cette douche n'est pas une simple formalité : elle est un moyen concret de réduire les infections nosocomiales, qui représentent un danger constant dans les services de chirurgie.

Dans certains cas, une **préparation cutanée supplémentaire**, comme le rasage de la zone à opérer, est nécessaire. Cela doit être fait avec précaution, car un rasage mal effectué peut provoquer des micro-lésions de la peau qui augmentent le risque d'infection. L'aide-soignant, formé à ces gestes techniques, veille à ce que cette procédure soit réalisée dans des conditions optimales, en minimisant l'inconfort du patient.

Outre l'hygiène, la préparation physique inclut aussi le respect strict des consignes préopératoires. Le **jeûne**, par exemple, est une étape essentielle avant toute anesthésie. En général, le patient ne doit ni manger ni boire pendant plusieurs heures avant l'intervention, afin de réduire les risques de complications respiratoires comme l'aspiration de contenu gastrique pendant l'anesthésie. L'aide-soignant s'assure que le patient a bien compris et suivi ces consignes, tout en répondant à ses questions et en soulageant ses inquiétudes sur le déroulement de l'opération.

La vérification de la préparation physique ne se limite pas à ces mesures directes. L'aide-soignant doit aussi veiller à ce que le patient ait passé les examens préopératoires nécessaires, tels que les analyses de sang, les électrocardiogrammes ou les radiographies. Ces examens fournissent des informations cruciales sur l'état de santé du patient et aident l'équipe chirurgicale à anticiper d'éventuelles complications. Si l'un de ces examens manque ou n'a pas été réalisé dans les délais, cela peut retarder l'opération ou mettre en péril la sécurité du patient. L'aide-soignant, en collaborant avec les infirmiers et les médecins, assure le suivi de ces éléments.

Au-delà de ces préparations physiques, **la préparation mentale du patient** est tout aussi cruciale. En effet, l'idée d'une opération, même mineure, est souvent source d'anxiété, de peur et de stress. L'incertitude face à ce qui va se passer, la crainte de la douleur ou des complications, et l'appréhension liée à l'anesthésie sont des émotions couramment rencontrées. Le rôle de l'aide-soignant est d'accompagner le patient à travers ces émotions, en offrant un soutien psychologique et en contribuant à diminuer son stress.

Cela commence par une communication claire et bienveillante. En expliquant avec des mots simples ce qui va se passer, en décrivant les étapes de l'opération et les soins post-opératoires, l'aide-soignant aide le patient à se sentir plus informé et donc plus en contrôle. Le simple fait de savoir comment se déroulera l'intervention, quels sont les dispositifs mis en place pour assurer la sécurité, et comment la douleur sera gérée peut réduire considérablement l'anxiété du patient.

L'aide-soignant joue également un rôle important dans l'écoute active du patient. Ce dernier peut avoir des questions ou des inquiétudes spécifiques, qu'il n'ose pas toujours exprimer. En prenant le temps d'écouter, sans jugement, l'aide-soignant permet au patient de verbaliser ses craintes. Parfois, cela peut suffire à apaiser une partie du stress lié à l'opération. Le soutien émotionnel passe aussi par de petits gestes de réconfort, comme un sourire, une main posée sur l'épaule ou une parole encourageante. Ces interactions simples mais pleines d'humanité rappellent au patient qu'il n'est pas seul face à cette épreuve, qu'une équipe est là pour veiller sur lui.

La **préparation mentale** ne s'arrête pas aux seuls échanges verbaux. Certaines techniques de relaxation, comme la respiration profonde, peuvent être proposées au patient pour l'aider à se détendre avant l'intervention. En apprenant à mieux gérer son stress par la respiration ou d'autres méthodes, le patient arrive plus serein au bloc opératoire, ce qui peut aussi avoir des effets bénéfiques sur sa récupération.

Enfin, l'aide-soignant peut jouer un rôle de lien avec la famille du patient. Les proches sont souvent aussi anxieux que le patient lui-même, et leur présence peut être à la fois une source de réconfort et d'inquiétude. En expliquant le déroulement de l'opération à la famille et en les tenant informés à chaque étape, l'aide-soignant permet non seulement de réduire leur anxiété, mais aussi de créer un environnement plus calme et serein pour le patient.

- **Soins préopératoires**

  o Rôle de l'aide-soignant dans la préparation physique du patient : rasage, douche antiseptique, etc.

Le rôle de l'aide-soignant dans la préparation physique du patient avant une intervention chirurgicale est primordial pour garantir la sécurité et la réussite de l'opération. Il s'agit de mettre en place des mesures simples mais essentielles qui permettent de réduire les risques d'infection et de complications postopératoires. Parmi ces mesures, le rasage et la douche antiseptique occupent une place centrale, et l'aide-soignant en est souvent le principal acteur, en collaboration avec l'équipe infirmière. Ces actions, bien qu'elles puissent paraître routinières, exigent une grande rigueur et une attention particulière, car elles contribuent directement à protéger le patient et à optimiser les conditions opératoires.

L'une des premières étapes de la préparation physique est la **douche antiseptique**, une procédure indispensable pour minimiser la charge bactérienne présente à la surface de la peau. Le bloc opératoire est un environnement stérile, et toute bactérie présente sur la peau du patient pourrait entraîner une infection du site opératoire, un risque majeur dans toute chirurgie. L'aide-soignant accompagne donc le patient dans cette étape en lui fournissant les produits antiseptiques nécessaires, souvent à base de chlorhexidine ou d'autres solutions antimicrobiennes. Le patient est guidé sur la manière d'appliquer ces produits, en veillant à bien nettoyer toutes les zones du corps, avec une attention particulière à celles qui seront exposées lors de l'intervention.

Dans certains cas, en fonction de la chirurgie prévue, cette douche antiseptique doit être réalisée plusieurs fois avant l'opération, parfois la veille au soir et le matin même de l'intervention. L'aide-soignant veille à ce que le patient respecte ces consignes, expliquant l'importance de cette procédure pour limiter les risques infectieux. Si le patient est incapable de se laver seul, par exemple en raison d'un état de faiblesse ou d'une mobilité réduite, l'aide-soignant intervient directement pour l'assister, toujours avec délicatesse et professionnalisme, respectant à la fois l'intimité et la dignité du patient.

Une autre étape cruciale dans la préparation physique est le **rasage de la zone opératoire**. En fonction de la localisation de l'intervention, le chirurgien peut demander que certaines parties du corps soient rasées pour réduire le risque de contamination. Les poils peuvent en effet piéger des micro-organismes qui, même en présence d'un antiseptique, pourraient être introduits dans l'organisme lors de l'intervention. Le rasage doit être effectué avec soin et précision. L'aide-soignant, formé à cette technique, s'assure que le rasoir est stérile et que la peau est préparée de manière à minimiser les risques de microtraumatismes, car de petites coupures ou éraflures peuvent paradoxalement augmenter les risques d'infection.

Le rasage doit être fait juste avant l'opération pour limiter la repousse des poils, et l'aide-soignant suit les protocoles spécifiques à chaque type de chirurgie pour savoir quelles zones doivent être rasées et comment procéder. Cette tâche nécessite une grande attention aux détails, car une mauvaise préparation peut affecter la stérilité du site opératoire. L'aide-soignant doit également s'assurer que le patient est confortablement installé et détendu pendant cette procédure, car le rasage peut parfois être source d'inconfort ou d'anxiété.

En plus de ces deux étapes majeures, l'aide-soignant est également responsable de vérifier d'autres aspects de la **préparation physique du patient**, comme le retrait des bijoux, des prothèses dentaires, des lentilles de contact ou d'autres objets qui pourraient interférer avec l'anesthésie ou la chirurgie. Il s'assure également que les ongles du patient sont propres et courts, car les bactéries peuvent se loger sous les ongles et être transportées dans le bloc opératoire. Chaque détail compte dans la prévention des infections, et l'aide-soignant joue un rôle de vigilance à chaque étape.

Une autre responsabilité importante concerne la **préparation des accès vasculaires**. Si une perfusion ou un cathéter central est prévu pour l'intervention, l'aide-soignant doit aider à préparer la zone où ces dispositifs seront insérés. Cela peut inclure un nettoyage rigoureux de la peau et parfois même l'application de solutions antiseptiques supplémentaires pour garantir la stérilité des sites d'insertion.

L'aide-soignant doit également s'assurer que le patient respecte les consignes de **jeûne préopératoire**, une mesure cruciale pour éviter les complications liées à l'anesthésie. Le patient ne doit ni manger ni boire pendant plusieurs heures avant l'intervention pour prévenir le risque d'aspiration pulmonaire pendant l'anesthésie générale. L'aide-soignant vérifie donc que ces consignes ont bien été respectées et les rappelle au patient si nécessaire.

Outre les aspects techniques de la préparation physique, l'aide-soignant doit aussi être attentif au **confort du patient**. Parfois, la préparation physique peut être source d'anxiété, notamment le fait de se laver dans un environnement hospitalier ou de se faire raser. L'aide-soignant doit donc faire preuve de bienveillance et d'empathie, expliquant l'importance de ces gestes tout en rassurant le patient. Une approche calme et respectueuse permet de créer un climat de confiance, essentiel pour que le patient se sente pris en charge de manière humaine et attentive avant l'opération.

      o   Surveillance des paramètres vitaux et gestion de l'anxiété du patient.

La surveillance des paramètres vitaux et la gestion de l'anxiété du patient sont deux aspects indissociables du rôle de l'aide-soignant dans un service de chirurgie. Ces tâches revêtent une importance cruciale à chaque étape du parcours chirurgical, car elles garantissent à la fois la sécurité physique du patient et son bien-être émotionnel. L'aide-soignant, par sa proximité avec le patient, est souvent en première ligne pour détecter les signes de détérioration ou de complication, tout en apaisant les craintes et l'anxiété que celui-ci peut ressentir avant ou après une intervention.

La **surveillance des paramètres vitaux** est une responsabilité centrale, car ces données fournissent des informations immédiates et précieuses sur l'état de santé du patient. Les paramètres vitaux les plus couramment surveillés incluent la température corporelle, la fréquence cardiaque, la pression artérielle, la fréquence respiratoire et la saturation en oxygène (SpO2). Chacune de ces valeurs est un indicateur essentiel du fonctionnement des systèmes physiologiques du patient et peut révéler des anomalies précoces, comme une infection, une hémorragie ou une détresse respiratoire.

L'aide-soignant doit être capable de mesurer et de **interpréter ces paramètres vitaux** avec précision. Par exemple, une élévation de la température corporelle peut indiquer une infection postopératoire, tandis qu'une chute de la pression artérielle pourrait signaler une hémorragie interne ou une réaction à l'anesthésie. Une fréquence cardiaque élevée, combinée à une saturation en oxygène diminuée, pourrait révéler une détresse respiratoire. Ainsi, la surveillance régulière de ces signes permet une réactivité rapide de la part de l'équipe soignante, car tout changement doit être immédiatement rapporté à l'infirmier ou au médecin pour une prise en charge adaptée.

La **fréquence cardiaque**, par exemple, est un paramètre crucial à surveiller, car elle reflète l'état du cœur et du système circulatoire. Une tachycardie (fréquence cardiaque élevée) peut être le signe d'une douleur mal contrôlée, d'une déshydratation, ou d'une réaction au stress. À l'inverse, une bradycardie (fréquence cardiaque trop basse) peut survenir sous l'effet de certains médicaments ou être un signe de complications. De même, la **saturation en oxygène** (SpO2), mesurée à l'aide d'un saturomètre, doit être suivie de près, notamment chez les patients ayant des antécédents respiratoires ou ceux qui viennent de subir une anesthésie générale. Une baisse significative du taux d'oxygène dans le sang peut indiquer une hypoxie, un état potentiellement dangereux, et nécessite une intervention rapide.

En plus de la surveillance des signes vitaux, l'aide-soignant doit également être attentif à l'**état émotionnel** du patient, car la gestion de l'anxiété joue un rôle clé dans le rétablissement. L'anxiété est fréquente chez les patients hospitalisés pour une intervention chirurgicale, et elle peut avoir des répercussions importantes sur leur état de santé global. Une anxiété non gérée peut entraîner une élévation de la pression artérielle, une augmentation de la fréquence cardiaque, ou encore des troubles du sommeil, ce qui complique la récupération postopératoire.

L'aide-soignant, de par sa proximité constante avec le patient, est souvent le mieux placé pour percevoir les signes de stress ou d'inquiétude. L'anxiété se manifeste de différentes manières : par des questions répétées, des silences prolongés, une agitation, ou des signes physiques tels que des tremblements ou une respiration rapide. Il est donc essentiel pour l'aide-soignant d'adopter une approche bienveillante et de se montrer disponible pour répondre aux préoccupations du patient. Une **écoute active** est souvent la première étape pour apaiser l'anxiété. En offrant au patient la possibilité de parler librement de ses craintes, l'aide-soignant contribue à soulager une partie de la tension émotionnelle.

La **communication** joue ici un rôle fondamental. Expliquer clairement les étapes de l'intervention, le déroulement des soins post-opératoires, et les mesures prises pour assurer la sécurité du patient permet de réduire l'inconnu, qui est souvent la source principale de l'anxiété. Le patient qui comprend ce qui va se passer se sent plus en contrôle et donc plus serein face à l'épreuve de la chirurgie. L'aide-soignant doit savoir adapter son discours à chaque patient, en utilisant des termes simples et accessibles, tout en s'assurant que l'information a bien été comprise.

Par ailleurs, certaines **techniques de relaxation** peuvent être proposées pour aider à gérer l'anxiété. Par exemple, encourager le patient à pratiquer une respiration profonde ou des exercices de relaxation musculaire peut l'aider à mieux gérer son stress avant l'intervention. L'aide-soignant peut également suggérer des techniques de visualisation positive, où le patient est invité à imaginer des situations agréables pour détourner son attention des préoccupations liées à l'opération.

Il est également essentiel de rassurer le patient sur la gestion de la **douleur post-opératoire**, car l'anticipation de la douleur est une cause majeure d'anxiété. En expliquant que des protocoles de gestion de la douleur sont en place et que le patient sera surveillé de près pour ajuster les traitements en cas de besoin, l'aide-soignant contribue à apaiser les craintes. Le simple fait de savoir que la douleur sera contrôlée avec efficacité permet souvent au patient de se détendre avant l'intervention.

Enfin, l'aide-soignant doit être attentif aux **proches du patient**, car leur anxiété peut également affecter l'état émotionnel de ce dernier. En expliquant le processus opératoire aux familles, en les tenant informées et en les rassurant, il contribue à créer un environnement plus apaisant pour le patient. La présence d'un proche bien informé et serein peut avoir un effet profondément réconfortant pour le patient.

- **Accompagnement en salle d'opération : collaboration et vigilance**

  o   L'aide au brancardage et à l'installation sur la table opératoire.

L'aide au brancardage et à l'installation sur la table opératoire constitue une étape essentielle dans le processus de prise en charge chirurgicale. Bien qu'elle puisse sembler être une tâche purement logistique, elle est cruciale tant pour le confort physique et émotionnel du patient que pour la sécurité et l'efficacité de l'intervention. L'aide-soignant, en tant que membre clé de l'équipe chirurgicale, joue un rôle fondamental dans cette phase. Il doit non seulement veiller à la bonne **manipulation physique du patient**, mais aussi s'assurer de son bien-être émotionnel en maintenant un lien rassurant, particulièrement à un moment où le patient peut être submergé par l'anxiété. En collaboration avec le reste de l'équipe médicale, l'aide-soignant contribue ainsi au bon déroulement de l'intervention dès le début du parcours opératoire.

1. Le brancardage : une phase technique et humaine

Le **brancardage** est la première étape qui précède l'intervention chirurgicale. Il s'agit de transférer le patient de son lit à la salle d'opération, en utilisant un brancard. Cette opération doit être réalisée avec une grande précaution pour assurer le **confort du patient** tout en respectant les règles de sécurité et d'hygiène strictes qui prévalent en milieu opératoire.

a. Préparer le patient au transport
Avant de procéder au transfert, l'aide-soignant doit s'assurer que le patient est prêt à quitter son lit. Il vérifie que toutes les

consignes préopératoires ont été respectées (comme être à jeun, avoir retiré ses bijoux, etc.) et que le patient a bien été identifié pour éviter toute erreur d'intervention. Par ailleurs, l'aide-soignant prend soin de **rassurer** le patient en lui expliquant les étapes à venir, ce qui aide à réduire son anxiété.

b. Le transfert sécurisé du lit au brancard

La manipulation du patient pour le déplacer de son lit au brancard demande une parfaite maîtrise des **techniques de transfert**. L'aide-soignant doit veiller à ne pas brusquer le patient, en particulier s'il souffre de douleurs post-traumatiques ou si sa mobilité est réduite. Utiliser un **drap de glisse** ou un **plateau de transfert** permet d'assurer un déplacement en douceur, en minimisant les efforts physiques pour le patient comme pour les soignants. Pendant toute la procédure, l'aide-soignant doit être attentif aux dispositifs médicaux présents (perfusions, cathéters, sondes) afin de s'assurer qu'ils restent bien en place et ne gênent pas les mouvements.

c. Le trajet vers le bloc opératoire

Une fois le patient installé sur le brancard, il est conduit vers le bloc opératoire. Ce moment, bien que bref, est souvent **émotionnellement chargé** pour le patient, qui peut ressentir de la nervosité à l'approche de l'intervention. L'aide-soignant joue un rôle clé en **accompagnant le patient psychologiquement**, par des paroles apaisantes, en répondant à ses questions ou tout simplement en étant présent pour le rassurer. Ce contact humain, même discret, permet de transformer une expérience potentiellement stressante en un moment de **confiance** et de **sérénité**.

2. L'installation sur la table opératoire : une étape cruciale

Une fois arrivé en salle d'opération, l'installation du patient sur la table opératoire est une étape technique et délicate, qui demande une coordination parfaite entre l'aide-soignant et l'équipe chirurgicale. Cette étape est cruciale, car elle conditionne non seulement le **confort du patient** pendant l'intervention, mais également la sécurité de la procédure chirurgicale.

a. Le transfert du brancard à la table opératoire

Le passage du brancard à la **table opératoire** est une manipulation délicate qui nécessite souvent plusieurs personnes pour assurer un transfert fluide et sans danger. L'aide-soignant, assisté de collègues ou d'infirmiers, doit utiliser des techniques de **mobilisation sécurisée**, telles que l'utilisation de draps de glisse ou de planches de transfert, pour minimiser les mouvements brusques ou traumatisants. Ce processus doit être réalisé de manière synchronisée, avec une attention particulière à la protection des zones sensibles du corps, comme les articulations ou les points d'incision.

b. Positionnement du patient

Une fois le patient transféré sur la table opératoire, il est essentiel de le **positionner correctement** en fonction du type d'intervention. Chaque position doit être adaptée à la chirurgie prévue (position dorsale, décubitus latéral, etc.), et il est important de veiller à ce que le patient soit à la fois confortable et en sécurité. L'aide-soignant travaille ici en étroite collaboration avec le chirurgien et l'anesthésiste pour assurer que la zone opératoire est accessible tout en évitant des pressions excessives sur certaines parties du corps. Pour cela, des **coussins** ou des **supports spécifiques** sont souvent utilisés pour protéger les points de pression et prévenir l'apparition d'**escarres** ou de lésions nerveuses.

c. La sécurisation du patient

Après l'installation, l'aide-soignant doit vérifier que le patient est **correctement sécurisé** sur la table opératoire. Cela inclut la fixation de sangles ou l'utilisation d'appuis spécifiques pour garantir que le patient ne bougera pas pendant l'intervention, même en cas de changement de position de la table opératoire. Cette étape est particulièrement importante lors des chirurgies longues ou lorsque le patient est sous anesthésie générale, car une mauvaise position pourrait provoquer des lésions à long terme.

3. L'accompagnement psychologique : un soutien discret mais essentiel

Au-delà des aspects techniques, le moment de l'installation sur la table opératoire est souvent vécu comme **intimidant** ou **angoissant** par le patient. L'aide-soignant, en contact direct avec lui, joue un rôle fondamental dans la gestion de ces émotions.

a. Communication apaisante
Même si le patient est sur le point d'être anesthésié, la communication reste un outil puissant pour **rassurer** et **détendre**. L'aide-soignant peut expliquer les étapes en cours, répondre aux questions du patient, ou simplement échanger quelques mots bienveillants pour apaiser les inquiétudes. Ce type d'interaction, bien que court, permet au patient de se sentir en confiance et entouré de manière humaine à un moment où il se sent souvent vulnérable.

b. Gestion de l'anxiété préopératoire
Dans certains cas, le patient peut exprimer des signes de **panique** ou d'**anxiété aiguë** juste avant l'anesthésie. L'aide-soignant, formé à la gestion des émotions dans ce type de situation, peut utiliser des techniques de **communication rassurante** ou de **respiration guidée** pour aider le patient à se calmer avant l'intervention. Le simple fait de rester à ses côtés, de maintenir un contact visuel ou physique, comme une main sur l'épaule, peut être suffisant pour réduire la nervosité.

o   Maintien de l'hygiène et des précautions stériles.
Le **maintien de l'hygiène** et le respect des **précautions stériles** sont des piliers essentiels dans la pratique médicale, particulièrement en chirurgie. Ces pratiques sont au cœur de la prévention des infections nosocomiales, qui représentent un risque majeur pour les patients vulnérables, mais aussi pour les professionnels de santé. L'objectif principal est de créer et de maintenir un environnement aussi exempt que possible de micro-

organismes pathogènes, afin de protéger les patients des complications infectieuses, tout en garantissant un espace de travail sécurisé pour les équipes soignantes. Pour cela, l'hygiène et la stérilisation ne doivent jamais être négligées ; elles font partie intégrante de chaque étape des soins, qu'il s'agisse de préparer les instruments chirurgicaux, d'assurer un environnement aseptisé ou d'adopter des pratiques rigoureuses au quotidien.

1. L'importance cruciale de l'hygiène en milieu médical

En milieu chirurgical et médical, l'hygiène va bien au-delà des règles de base. Elle s'inscrit dans une démarche **globale de prévention** des infections qui commence dès le contact initial avec le patient et s'étend tout au long du parcours de soins. Elle concerne non seulement les soignants, mais également l'ensemble des infrastructures, des équipements et des surfaces de l'environnement hospitalier.

a. Lavage des mains : un geste fondamental
Le **lavage des mains** est sans doute le geste le plus élémentaire et en même temps le plus crucial pour la prévention des infections. Il est essentiel que chaque soignant adopte cette pratique rigoureuse à chaque contact avec le patient, avant et après les soins, et particulièrement lors des procédures invasives. Le lavage des mains peut être réalisé avec du savon et de l'eau ou, de plus en plus souvent, avec une solution hydroalcoolique qui présente l'avantage de pouvoir être utilisée rapidement sans nécessiter d'accès à un lavabo.

La **technique** du lavage des mains doit respecter plusieurs étapes pour être efficace : frotter la paume, le dos des mains, les espaces interdigitaux, les ongles et les poignets. Ce geste, bien qu'il puisse sembler simple, constitue la **première barrière** contre la transmission de germes pathogènes.

b. Port des équipements de protection individuelle (EPI)

Les **équipements de protection individuelle** (EPI) comprennent des gants, des masques, des lunettes de protection, des blouses et parfois des couvre-chaussures. Ces équipements doivent être portés de manière systématique lors de toute procédure susceptible d'exposer à des fluides corporels, à des aérosols ou à des micro-organismes. Le port de gants est particulièrement important lors des soins invasifs (pose de cathéters, pansements chirurgicaux), mais il est également essentiel de les retirer et de se laver les mains correctement après chaque utilisation pour éviter toute contamination croisée.

Le **port du masque** et des lunettes est crucial en salle d'opération et dans les zones stériles pour protéger à la fois le patient et le soignant des projections et des transmissions aériennes de micro-organismes. En chirurgie, le masque doit être ajusté pour couvrir complètement le nez et la bouche, et il ne doit pas être touché une fois qu'il est en place.

c. Désinfection des surfaces et des équipements

L'hygiène ne concerne pas seulement les soignants eux-mêmes, mais aussi tout l'environnement dans lequel les soins sont prodigués. Le nettoyage et la **désinfection régulière des surfaces** en milieu chirurgical (tables, chariots, matériels) sont indispensables pour éviter que des bactéries, des virus ou des champignons ne prolifèrent. Les équipements médicaux doivent être désinfectés ou stérilisés après chaque utilisation, selon le degré de risque de contamination.

Par exemple, les **stéthoscopes**, les **thermomètres**, et les **dispositifs de monitoring** en contact direct avec le patient doivent être désinfectés après chaque usage pour éviter la transmission de germes d'un patient à un autre. De plus, les surfaces en contact fréquent, comme les poignées de portes ou les boutons d'ascenseur, doivent faire l'objet d'une désinfection régulière dans les environnements hospitaliers.

2. La stérilisation : un impératif pour les instruments et le matériel chirurgical

La **stérilisation** est une étape cruciale pour garantir que le matériel utilisé en salle d'opération ou dans le cadre de soins invasifs soit exempt de micro-organismes. Elle implique un processus rigoureux qui vise à **éliminer tous les agents pathogènes** présents sur les instruments et le matériel médical.

a. Méthodes de stérilisation

Il existe plusieurs **méthodes de stérilisation** adaptées selon le type de matériel à traiter. La méthode la plus courante dans les hôpitaux est l'utilisation de la **chaleur sous pression**, via des autoclaves qui permettent d'exposer les instruments à de la vapeur d'eau à haute température (121 à 134°C) et sous pression. Cette méthode est efficace pour éliminer toutes les formes de vie microbienne, y compris les spores.

D'autres méthodes incluent la **stérilisation à l'oxyde d'éthylène**, utilisée pour les dispositifs sensibles à la chaleur, et la **stérilisation par rayonnements** (rayons gamma) pour certains types de matériels. L'utilisation de **désinfectants chimiques** est parfois indiquée pour les équipements qui ne peuvent pas être autoclaves, bien que cette méthode ne garantisse pas une stérilisation complète.

b. Conditionnement et gestion du matériel stérile

Une fois stérilisés, les instruments doivent être soigneusement **conditionnés** dans des emballages stériles afin de préserver leur stérilité jusqu'à leur utilisation. Il est essentiel que le matériel soit manipulé avec précaution pour éviter toute contamination avant qu'il ne soit utilisé en chirurgie.

L'aide-soignant doit veiller à respecter scrupuleusement les protocoles concernant l'ouverture des packs stériles en salle d'opération, en s'assurant que seuls les membres de l'équipe opératoire, habillés de manière stérile, manipulent les instruments avant l'intervention. De plus, il est important de bien distinguer les **zones stériles** (champ opératoire, table d'instruments) des **zones non stériles** afin de prévenir toute contamination accidentelle.

3. Respect des protocoles stériles en salle d'opération

En salle d'opération, le respect des **précautions stériles** est fondamental pour protéger le patient, particulièrement vulnérable pendant une intervention chirurgicale, contre les infections graves qui peuvent compromettre la réussite de la procédure. Cela implique une discipline stricte de la part de l'ensemble de l'équipe chirurgicale, y compris des aides-soignants, infirmiers et chirurgiens.

a. Préparation stérile de l'équipe opératoire
Avant d'entrer dans la salle d'opération, tous les membres de l'équipe doivent se soumettre à une procédure de **lavage chirurgical des mains**, qui est plus approfondie qu'un simple lavage. Ce lavage doit être effectué avec une brosse stérile pour bien nettoyer les ongles, les espaces interdigitaux et les avant-bras, et il doit durer plusieurs minutes pour assurer l'élimination des micro-organismes.

Ensuite, l'équipe se **revêt de tenues stériles**, comprenant une blouse stérile, un masque, une coiffe et des gants stériles. Ces gants doivent être changés régulièrement durant l'intervention si un contact accidentel avec une surface non stérile survient.

b. Gestion des champs opératoires
Le **champ opératoire** est l'espace stérile qui entoure le site de l'intervention. Il est délimité par des draps stériles qui sont placés de manière à isoler complètement la zone opératoire du reste du corps du patient et des surfaces non stériles.

L'aide-soignant, bien que n'étant pas toujours directement impliqué dans l'acte opératoire, doit veiller à **ne pas rompre cette zone stérile** en évitant de toucher ou d'interférer avec les surfaces stériles. Tout matériel qui doit être ajouté au champ opératoire, comme un instrument ou une compresse, doit être manipulé avec des **précautions strictes** pour éviter toute contamination.

- **Soins post-opératoires immédiats**

  o Transfert en salle de réveil : surveillance et continuité des soins.

Le transfert en salle de réveil est une étape cruciale dans le parcours post-opératoire du patient. Après une intervention chirurgicale, le patient est particulièrement vulnérable, et cette phase de transition requiert une surveillance étroite et une continuité des soins irréprochable. La salle de réveil, également appelée salle de surveillance post-interventionnelle (SSPI), est un lieu où les soins se concentrent sur le rétablissement immédiat du patient après l'anesthésie et sur la détection précoce de toute complication. L'aide-soignant joue ici un rôle essentiel aux côtés de l'équipe infirmière, en assurant un suivi rigoureux des paramètres vitaux et en contribuant à rétablir le confort et la sécurité du patient.

Dès que le patient sort du bloc opératoire, l'aide-soignant participe à son **transfert physique** en salle de réveil, veillant à ce que ce déplacement se fasse en toute sécurité et dans le confort. Le brancardage est un moment délicat, car le patient est encore sous les effets de l'anesthésie générale ou régionale, et toute manipulation doit être effectuée avec soin pour éviter de perturber les dispositifs médicaux, comme les drains, les perfusions, ou les cathéters, qui sont en place. L'aide-soignant, en collaboration avec les infirmiers et l'anesthésiste, veille à la bonne installation du patient dans un lit adapté, en tenant compte des consignes spécifiques du chirurgien et de l'anesthésiste.

Une fois le patient installé en salle de réveil, la **surveillance des paramètres vitaux** devient l'une des priorités absolues. Le rôle de l'aide-soignant consiste à participer à cette surveillance en support des infirmiers spécialisés. Les principaux paramètres surveillés incluent la fréquence cardiaque, la tension artérielle, la saturation en oxygène et la fréquence respiratoire. Ces mesures sont effectuées en continu à l'aide de moniteurs, car toute anomalie peut signaler des complications post-anesthésiques telles que des troubles respiratoires, des saignements ou des chocs hémodynamiques. L'aide-soignant doit être particulièrement attentif à ces données et signaler rapidement tout changement à l'équipe soignante, car une réaction rapide peut éviter une aggravation.

L'un des risques majeurs en post-opératoire est la **détresse respiratoire**, qui peut survenir à la suite de l'anesthésie. Les patients sortent souvent de la salle d'opération avec une respiration encore affectée par les sédatifs administrés, et certains peuvent avoir du mal à retrouver une ventilation spontanée optimale. Dans ces moments, l'aide-soignant aide à surveiller la respiration du patient, en s'assurant que le débit d'oxygène est ajusté si nécessaire. Il observe également les mouvements thoraciques et les bruits respiratoires, détectant ainsi rapidement tout signe de détresse. En cas de baisse de la saturation en oxygène ou de difficultés respiratoires, l'aide-soignant alerte immédiatement les infirmiers, qui peuvent alors administrer de l'oxygène supplémentaire ou envisager d'autres mesures.

Une autre responsabilité importante concerne la **gestion de la douleur**. La salle de réveil est le premier lieu où l'on évalue réellement l'intensité de la douleur post-opératoire du patient. Bien que le patient soit encore sous l'effet de l'anesthésie, la douleur peut commencer à apparaître dès que l'effet des sédatifs diminue. L'aide-soignant doit être attentif aux signes de douleur chez le patient, même lorsque celui-ci est encore partiellement endormi. Les signes non verbaux, tels que les grimaces, l'agitation ou l'augmentation de la fréquence cardiaque, sont des indicateurs que le patient souffre. En signalant ces signes à l'équipe soignante, l'aide-soignant contribue à l'administration rapide d'antalgiques pour soulager efficacement le patient avant qu'il ne soit pleinement conscient.

La **gestion des dispositifs médicaux** fait également partie des responsabilités de l'aide-soignant en salle de réveil. Les patients sortent souvent du bloc opératoire avec des perfusions intraveineuses, des cathéters ou des drains chirurgicaux. Il est essentiel de vérifier régulièrement que ces dispositifs fonctionnent correctement et qu'il n'y a pas de signes de complications, comme des fuites, des blocages ou des hémorragies. L'aide-soignant aide à repositionner ou ajuster ces dispositifs si nécessaire, toujours en lien avec les infirmiers. De même, il vérifie que les perfusions sont correctement réglées pour que le patient reçoive les fluides ou les médicaments prescrits à un débit approprié.

En parallèle, l'aide-soignant contribue à la **réassurance du patient** lors de son réveil. Le retour à la conscience après une anesthésie peut être perturbant, et il n'est pas rare que les patients se réveillent désorientés ou inquiets. La première interaction avec le soignant est cruciale pour leur bien-être psychologique. L'aide-soignant, par son attitude bienveillante, son calme et ses explications rassurantes, joue un rôle clé dans cette transition. Il répond aux premières questions du patient, l'informe que l'opération est terminée et que tout s'est bien passé, et s'assure qu'il se sent en sécurité. Ce contact humain, simple mais fondamental, aide à apaiser l'anxiété et à rendre le réveil moins pénible.

La **continuité des soins** est également un aspect essentiel de la gestion du patient en salle de réveil. Chaque patient a des besoins spécifiques qui ont été identifiés avant et pendant l'intervention, et ces besoins doivent être pris en charge sans interruption une fois en salle de réveil. Par exemple, un patient diabétique nécessitera une surveillance particulière de sa glycémie, tandis qu'un patient souffrant d'hypertension devra faire l'objet d'une vigilance accrue sur sa tension artérielle. L'aide-soignant, en collaboration avec l'équipe médicale, veille à ce que ces aspects soient bien pris en compte et que tous les soins nécessaires soient poursuivis après l'opération.

Enfin, lorsque l'état du patient s'est stabilisé et qu'il est suffisamment réveillé, l'aide-soignant participe à son **transfert vers sa chambre**. Ce transfert se fait une fois que l'équipe médicale a validé que le patient peut quitter la salle de réveil en toute sécurité. L'aide-soignant veille à ce que le patient soit installé confortablement dans son lit, que ses dispositifs médicaux soient en place, et que la surveillance des paramètres vitaux se poursuive de manière régulière. Il transmet ensuite à l'équipe du service les informations essentielles sur l'état du patient, assurant ainsi une continuité des soins optimale.

o   Gestion de la douleur et surveillance des complications immédiates.

La gestion de la douleur et la surveillance des complications immédiates après une intervention chirurgicale sont des tâches essentielles pour assurer la sécurité et le confort du patient. À la sortie du bloc opératoire, le patient est dans un état de fragilité, à la fois physique et émotionnelle. Les soins prodigués dans cette phase critique jouent un rôle déterminant dans la récupération, et l'aide-soignant, en collaboration avec les infirmiers et l'équipe médicale, est au cœur de ce processus. La douleur et les complications postopératoires doivent être anticipées, surveillées et traitées de manière proactive pour éviter toute détérioration de l'état du patient.

La gestion de la douleur est une priorité immédiate dès que le patient sort de la salle d'opération. La chirurgie, qu'elle soit mineure ou majeure, est souvent accompagnée de douleurs postopératoires qui, si elles ne sont pas correctement prises en charge, peuvent entraîner une souffrance physique et ralentir la récupération. L'aide-soignant, par sa présence constante auprès du patient, joue un rôle clé dans l'évaluation de la douleur. Même si des traitements analgésiques ont été administrés en salle d'opération, la douleur peut se manifester dès que les effets des anesthésiques commencent à diminuer. Le patient, encore sous l'effet des sédatifs, peut ne pas être en mesure d'exprimer clairement son inconfort. L'aide-soignant doit donc être attentif aux **signes non verbaux** de douleur, tels que des grimaces, des gémissements, une agitation ou une respiration irrégulière. Une augmentation de la fréquence cardiaque ou de la pression artérielle peut aussi être un signe de douleur.

Lorsque la douleur est identifiée, l'aide-soignant informe l'infirmier, qui peut alors ajuster les traitements antidouleur selon les prescriptions médicales. La gestion de la douleur peut inclure l'administration d'antalgiques par voie orale, intraveineuse ou par pompe à perfusion, selon l'ordonnance du médecin. L'aide-soignant veille à ce que ces traitements soient administrés en temps voulu et qu'ils aient l'effet escompté. Toutefois, la gestion de la douleur ne repose pas uniquement sur des médicaments. L'aide-soignant peut aussi utiliser des méthodes non pharmacologiques pour soulager le patient, comme le **réajustement du positionnement** dans le lit pour éviter les tensions, l'application de compresses froides ou chaudes si approprié, ou encore des techniques de relaxation qui aident à diminuer le stress et, par conséquent, la perception de la douleur.

La surveillance des complications immédiates est l'autre aspect fondamental de la prise en charge post-opératoire. Après une opération, le risque de complications est élevé, et ces complications peuvent survenir de manière brutale. L'aide-soignant, en collaboration avec l'infirmier, doit être extrêmement vigilant et capable de reconnaître les signes avant-coureurs de ces complications pour agir rapidement.

Une des **complications les plus fréquentes** est l'hémorragie postopératoire. Elle peut se manifester par un saignement visible au niveau de la plaie ou par une accumulation de sang dans les drains chirurgicaux. Toutefois, certaines hémorragies sont internes et plus difficiles à détecter. Une baisse rapide de la pression artérielle, accompagnée d'une pâleur, d'une transpiration excessive ou d'une agitation, peut être un signe d'hémorragie interne. L'aide-soignant doit immédiatement signaler ces symptômes à l'équipe médicale pour qu'une intervention rapide puisse être effectuée. Il est également essentiel de surveiller la quantité et la nature des liquides drainés ; une augmentation soudaine de la quantité de liquide ou un changement de couleur peut indiquer un problème hémorragique.

Les **complications respiratoires**, telles que l'hypoventilation ou l'hypoxie, sont également fréquentes après une anesthésie générale. Le patient peut avoir des difficultés à retrouver une respiration normale en raison des effets résiduels des sédatifs ou de la douleur thoracique post-opératoire. L'aide-soignant surveille attentivement la fréquence respiratoire et la saturation en oxygène à l'aide du saturomètre. Si la saturation diminue en dessous d'un certain seuil ou si le patient montre des signes de détresse respiratoire, comme une respiration superficielle ou une cyanose (coloration bleue des lèvres et des ongles), une intervention rapide est nécessaire. L'administration d'oxygène supplémentaire ou des exercices de respiration peuvent être indiqués pour aider le patient à retrouver une ventilation efficace.

Une autre complication à surveiller est **l'état de conscience** du patient. Après une anesthésie, le retour à la pleine conscience peut prendre du temps, et il est essentiel de s'assurer que le patient réagit de manière appropriée aux stimuli. Une somnolence excessive, une confusion prolongée ou une incapacité à répondre aux questions peuvent être des signes de complications neurologiques ou d'une mauvaise élimination des agents anesthésiques. L'aide-soignant est en première ligne pour évaluer la capacité du patient à reprendre conscience de manière normale et pour signaler tout retard ou comportement anormal à l'équipe infirmière.

Enfin, **l'infection** est une complication redoutée après toute intervention chirurgicale. Bien que les signes d'infection puissent prendre plusieurs jours à apparaître, une surveillance attentive dès les premières heures post-opératoires est essentielle. L'aide-soignant doit vérifier régulièrement la température du patient, car une fièvre post-opératoire peut être un signe précoce d'infection. Il doit également observer l'aspect de la plaie chirurgicale, en surveillant tout signe de rougeur, de gonflement, de chaleur ou d'écoulement anormal. Les infections peuvent également survenir au niveau des dispositifs médicaux, comme les cathéters ou les drains. Un suivi rigoureux de ces dispositifs est donc indispensable pour éviter toute contamination.

- **La fin de journée : clôturer et anticiper**

  o   Nettoyage et désinfection des équipements.

Le nettoyage et la désinfection des équipements constituent des étapes essentielles pour garantir la sécurité des patients et le bon fonctionnement d'un service de chirurgie. Ces actions jouent un rôle crucial dans la prévention des infections nosocomiales, qui sont l'un des principaux risques dans tout environnement médical. L'aide-soignant, en collaboration avec les autres membres de l'équipe soignante, est responsable de veiller à ce que tous les équipements utilisés dans le cadre des soins soient non seulement correctement nettoyés, mais aussi rigoureusement désinfectés. Cela permet de garantir un environnement stérile, essentiel pour la santé et la sécurité des patients, ainsi que pour l'efficacité des interventions chirurgicales.

Le nettoyage des équipements est la première étape du processus. Il consiste à enlever toutes les souillures visibles, telles que les résidus organiques, le sang ou les liquides corporels, qui peuvent subsister sur les instruments et les dispositifs après leur utilisation. Ce nettoyage initial est fondamental car la présence de matière organique peut nuire à l'efficacité de la désinfection qui suivra. L'aide-soignant doit donc s'assurer que chaque instrument ou équipement est soigneusement lavé avec des produits adaptés, souvent des solutions détergentes spécifiques aux matériels médicaux. Cette étape se fait dans le respect des protocoles en vigueur, qui précisent les méthodes de lavage, les produits à utiliser et les durées de nettoyage recommandées.

Certains équipements, comme les instruments réutilisables en métal ou en plastique, sont souvent immergés dans des solutions de nettoyage ou passés à l'autoclave, tandis que d'autres nécessitent un nettoyage manuel plus délicat. L'aide-soignant, en suivant les consignes précises pour chaque type de matériel, doit veiller à ce que tous les recoins, même les plus difficiles d'accès, soient soigneusement nettoyés. Le moindre résidu pourrait en effet devenir un vecteur de contamination pour les patients suivants.

Une fois le nettoyage terminé, la **désinfection** est la seconde étape cruciale du processus. Contrairement au simple nettoyage, la désinfection vise à éliminer ou à inactiver les micro-organismes pathogènes qui peuvent subsister sur les équipements après leur utilisation. C'est une étape clé pour assurer que tout équipement réutilisé soit sûr et exempt de bactéries, virus ou champignons. L'aide-soignant utilise pour cela des produits désinfectants spécifiques, qui varient selon la nature des équipements et leur usage. Par exemple, certains instruments chirurgicaux nécessitent des désinfectants puissants capables d'éliminer les spores bactériennes, tandis que d'autres équipements, plus fragiles, demandent des produits moins agressifs.

La **désinfection des équipements** peut se faire de différentes manières, en fonction du matériel utilisé. Certains équipements sont désinfectés par immersion dans des solutions antiseptiques pendant un certain temps, tandis que d'autres nécessitent un essuyage minutieux avec des lingettes désinfectantes. L'aide-soignant doit suivre strictement les protocoles de désinfection, qui spécifient non seulement les produits à utiliser, mais aussi les temps de contact nécessaires pour garantir une désinfection efficace. Une désinfection trop rapide ou mal réalisée peut laisser des germes survivants, compromettant ainsi la sécurité des soins.

Les **équipements stérilisables**, comme les instruments chirurgicaux en métal, sont souvent soumis à des procédures de stérilisation après leur désinfection. Cette étape va au-delà de la désinfection classique, puisqu'elle permet d'éliminer toutes les formes de vie microbienne, y compris les spores. L'autoclave est l'un des dispositifs les plus couramment utilisés pour cette stérilisation, grâce à l'application de vapeur sous haute pression. L'aide-soignant s'assure que les instruments sont correctement placés dans l'autoclave et que les cycles de stérilisation sont suivis conformément aux recommandations.

Outre les instruments, **les équipements de surveillance** comme les moniteurs, les tensiomètres, les pompes à perfusion et les oxymètres nécessitent également une attention particulière. Ces appareils, bien que moins directement impliqués dans les procédures chirurgicales, entrent en contact avec les patients et peuvent donc être des vecteurs potentiels de contamination. L'aide-soignant doit les désinfecter régulièrement, en particulier les parties qui sont en contact direct avec la peau ou les muqueuses du patient, comme les brassards de tensiomètre ou les capteurs d'oxymètre. Ce processus de désinfection est souvent réalisé à l'aide de solutions ou de lingettes désinfectantes à base d'alcool ou d'autres agents antimicrobiens, qui permettent de tuer rapidement les micro-organismes sans endommager les appareils.

Le **mobilier médical**, comme les lits, les brancards, ou les tables d'examen, fait également partie des équipements à désinfecter régulièrement. Après chaque utilisation, ces surfaces doivent être nettoyées puis désinfectées avec des produits spécifiques pour éliminer les germes et réduire le risque de transmission d'infections. L'aide-soignant s'assure que chaque lit est désinfecté entre deux patients, ainsi que les barrières, les poignées, et tout autre élément que le patient ou le personnel soignant aurait pu toucher. Cela inclut également la désinfection des chariots d'instruments ou des tables d'appoint utilisées dans le bloc opératoire ou les chambres des patients.

Enfin, l'un des aspects essentiels de la gestion de la désinfection est **la traçabilité des équipements**. Dans les services de chirurgie, où le risque infectieux est élevé, il est indispensable de tenir un registre précis des nettoyages et désinfections effectués. Cela permet non seulement de garantir que chaque matériel a bien été traité selon les protocoles, mais aussi de prouver que toutes les précautions ont été prises en cas de contrôle ou d'incident. L'aide-soignant participe à cette traçabilité en renseignant les fiches de suivi des équipements, en s'assurant que les cycles de nettoyage et de désinfection ont été correctement réalisés, et en signalant tout dysfonctionnement ou matériel non conforme.

     o   Compte-rendu et passage de relais à l'équipe suivante.

Le compte-rendu et le passage de relais à l'équipe suivante sont des moments essentiels dans la continuité des soins, particulièrement dans un service de chirurgie où la prise en charge des patients requiert une attention constante et rigoureuse. Cette étape de transmission d'informations est cruciale pour assurer la sécurité des patients et la fluidité du travail au sein de l'équipe soignante. L'aide-soignant joue un rôle clé dans ce processus, car il est souvent celui qui passe le plus de temps au chevet du patient et qui est en mesure de fournir des informations précises et détaillées sur l'évolution de son état de santé.

Le **compte-rendu** est l'aboutissement de la surveillance attentive des paramètres cliniques, des soins apportés et des observations faites tout au long de la journée ou de la nuit. Il permet de transmettre à l'équipe qui prend le relais toutes les informations nécessaires pour que les soins se poursuivent sans interruption ni erreur. Ce moment n'est pas un simple échange de tâches à accomplir, mais un véritable partage d'informations critiques, qui peuvent avoir un impact direct sur la sécurité et la qualité des soins offerts au patient.

Un compte-rendu efficace commence par une **synthèse claire et concise** de l'état général du patient. L'aide-soignant doit rapporter toutes les données pertinentes, telles que les paramètres vitaux (fréquence cardiaque, tension artérielle, température, saturation en oxygène), les changements observés au cours de son service, ainsi que les soins réalisés. Si un patient a eu une baisse de tension, une montée de fièvre ou un changement dans son état de conscience, cela doit être signalé de manière précise pour que l'équipe suivante puisse être particulièrement attentive à ces éléments. Il en va de même pour la gestion de la douleur : si des antalgiques ont été administrés, il est important de préciser quand, avec quels effets, et à quel moment une nouvelle dose sera nécessaire, afin de garantir une prise en charge optimale de la douleur sans retard.

Le **suivi des traitements** fait également partie des informations essentielles à transmettre. Les perfusions en cours, les antibiotiques administrés, ou encore les changements de pansements doivent être signalés, avec des indications claires sur les prochaines interventions à réaliser. Par exemple, si un patient doit recevoir un médicament à heure fixe ou s'il est prévu de retirer un drain dans les heures à venir, ces informations doivent être communiquées précisément, pour éviter tout oubli ou confusion. De même, les consignes spécifiques du chirurgien, comme la surveillance d'une plaie opératoire ou l'évaluation régulière d'un drain, doivent être rappelées pour s'assurer que ces aspects ne sont pas négligés.

Le compte-rendu doit également inclure des **observations comportementales ou psychologiques** du patient. L'aide-soignant, par sa proximité avec le patient, est souvent celui qui remarque les changements d'humeur, les signes d'anxiété, de confusion ou de détresse psychologique. Si un patient semble particulièrement agité ou inquiet, cela doit être signalé afin que l'équipe suivante puisse l'aborder avec une attitude adaptée et poursuivre la prise en charge émotionnelle et psychologique nécessaire. Il est aussi important de préciser si des proches ont rendu visite, si le patient a exprimé des besoins ou des préoccupations particulières qui nécessitent un suivi.

En parallèle, le compte-rendu inclut également des informations sur les **dispositifs médicaux** en place, comme les drains, les sondes, les cathéters ou les pansements. L'aide-soignant doit signaler si ces dispositifs sont fonctionnels, s'ils ont besoin d'être remplacés ou surveillés de manière particulière, ou si des anomalies ont été constatées, telles qu'une fuite au niveau d'un drain ou une rougeur autour d'un cathéter. L'équipe suivante doit pouvoir prendre le relais avec une connaissance précise de l'état et du fonctionnement de ces dispositifs, car un oubli ou une mauvaise surveillance pourrait entraîner des complications.

Le **passage de relais** proprement dit se fait souvent de manière orale lors d'une réunion d'équipe ou d'une transmission individuelle. Ce moment est crucial pour clarifier tout ce qui a été observé, et il est important que l'aide-soignant prenne le temps de s'assurer que les informations ont été bien comprises par ses collègues. Les questions ou les incompréhensions doivent être abordées immédiatement pour éviter toute erreur ou omission. C'est un moment d'échange, où l'équipe suivante peut poser des questions, demander des précisions ou vérifier certains points en fonction des observations faites.

Outre les informations sur l'état des patients, le passage de relais peut également inclure des **détails logistiques** sur le service lui-même. Par exemple, s'il manque certains équipements ou médicaments, s'il y a eu des problèmes techniques avec des dispositifs médicaux ou s'il y a des tâches administratives en suspens, ces éléments doivent également être transmis pour que l'équipe suivante puisse y remédier ou prendre les mesures nécessaires.

Enfin, le **compte-rendu écrit** est tout aussi essentiel que la transmission orale. Les dossiers de soins doivent être remplis de manière complète et précise, car ils servent de référence non seulement à l'équipe suivante, mais aussi aux médecins et aux autres soignants qui interviennent dans la prise en charge du patient. Chaque soin apporté, chaque médicament administré, chaque observation faite doit être consignée dans le dossier du patient, afin que toute l'équipe ait une vision claire et complète de son évolution. L'aide-soignant doit veiller à ce que ce dossier soit à jour avant de terminer son service, car il constitue un outil indispensable pour assurer la continuité des soins.

Chapitre 3

Prendre en Charge le Patient Opéré – Des Soins Infirmiers de Qualité

- **Les premiers soins post-opératoires : observation et vigilance**

  o Reconnaître les signes d'infection, de saignement ou de détresse respiratoire.

Reconnaître les signes d'infection, de saignement ou de détresse respiratoire est une compétence cruciale dans le cadre des soins postopératoires, en particulier pour l'aide-soignant, qui est souvent en première ligne dans la surveillance des patients. La capacité à identifier rapidement ces signes permet d'intervenir de manière précoce et de prévenir des complications graves. Ces manifestations cliniques sont parfois subtiles, mais leur détection rapide peut faire toute la différence dans la prise en charge du patient et dans l'évolution de son état de santé après une intervention chirurgicale.

Les signes d'infection sont parmi les complications les plus redoutées après une chirurgie. Bien que les infections puissent se manifester sous différentes formes, certains signes cliniques doivent alerter l'aide-soignant. L'un des premiers indicateurs est la **fièvre**. Une élévation de la température corporelle, surtout au-delà de 38°C, peut être un signe précoce d'infection. Toutefois, il est important de savoir que la fièvre ne se manifeste pas toujours immédiatement après l'opération ; elle peut survenir quelques jours après, et c'est pourquoi la surveillance régulière de la température est essentielle. En plus de la fièvre, l'aide-soignant doit être attentif aux **signes locaux d'infection** au niveau de la plaie opératoire. Une rougeur autour de la plaie, un gonflement, une chaleur locale ou un écoulement purulent sont des signes évidents d'une infection en développement. Si ces symptômes apparaissent, il est crucial d'en informer immédiatement l'équipe infirmière pour que des mesures soient prises, comme la réalisation d'un prélèvement et la mise en place d'un traitement antibiotique.

Outre les signes visibles au niveau de la plaie, certains patients peuvent présenter des **symptômes généraux** d'infection, comme une sensation de malaise, des frissons, une fatigue intense ou une confusion chez les patients plus âgés. Ces symptômes, bien qu'ils puissent sembler banals, sont souvent les premiers indices d'une infection systémique, telle qu'une septicémie, qui nécessite une prise en charge médicale urgente. L'aide-soignant doit donc avoir une vision globale du patient, en combinant l'observation des signes locaux et des symptômes généraux pour reconnaître une infection le plus tôt possible.

Le saignement est une autre complication à surveiller de près, surtout dans les premières heures suivant une opération. Un saignement post-opératoire peut être externe, visible au niveau de la plaie, ou interne, plus difficile à détecter. Dans le cas d'un saignement externe, l'aide-soignant peut observer une **augmentation du volume de sang** au niveau des pansements ou des drains chirurgicaux. Si le pansement est imbibé de sang rapidement après l'intervention ou si le drainage devient soudainement plus abondant et rouge vif, cela peut indiquer une hémorragie en cours. Dans ces cas, il est impératif d'agir rapidement en alertant l'équipe médicale pour qu'une intervention soit faite pour stopper le saignement.

Le **saignement interne**, bien que moins visible, peut être tout aussi dangereux. L'aide-soignant doit être particulièrement vigilant aux signes indirects d'hémorragie, comme une **chute rapide de la pression artérielle**, une **augmentation de la fréquence cardiaque** (tachycardie), ou des **signes de pâleur** et de transpiration froide. Ces symptômes, associés à une agitation ou une sensation de malaise chez le patient, peuvent indiquer qu'un saignement interne est en train de se produire. Dans ces situations, une réaction immédiate est nécessaire, car une hémorragie non traitée peut rapidement devenir fatale. L'aide-soignant doit donc savoir détecter ces signes subtils pour permettre une prise en charge rapide et efficace.

Enfin, la **détresse respiratoire** est une urgence médicale qui nécessite une reconnaissance et une intervention immédiates. Après une anesthésie générale ou une intervention lourde, certains patients peuvent avoir du mal à retrouver une ventilation normale.

L'un des premiers signes de détresse respiratoire est une **difficulté à respirer** ou une **respiration rapide et superficielle**. Le patient peut se plaindre de ne pas arriver à reprendre son souffle, ou l'aide-soignant peut observer des mouvements respiratoires anormaux, comme des tirages au niveau du thorax ou du creux sus-claviculaire. Une **saturation en oxygène basse** (mesurée à l'aide d'un saturomètre) est également un indicateur important de détresse respiratoire. Si la saturation descend en dessous de 90 %, il s'agit d'une alerte qui nécessite une intervention immédiate, comme l'administration d'oxygène ou une réévaluation médicale.

Un autre signe caractéristique de détresse respiratoire est la **cyanose**, c'est-à-dire une coloration bleutée des lèvres, des ongles ou de la peau, signe que le sang n'est plus correctement oxygéné. Ce symptôme, bien qu'il apparaisse tardivement dans le processus de détresse respiratoire, est une indication d'un manque d'oxygénation grave. En parallèle, des **bruits respiratoires anormaux**, tels que des sifflements ou des râles, peuvent également alerter l'aide-soignant. Ces signes doivent être immédiatement signalés à l'équipe infirmière et médicale pour une prise en charge rapide, car une détresse respiratoire non traitée peut rapidement mener à une insuffisance respiratoire.

Outre ces signes évidents, l'aide-soignant doit aussi être attentif aux **modifications du comportement** du patient, qui peuvent être des signes précoces de détresse. Une confusion soudaine, une agitation inexpliquée ou un état de somnolence excessive peuvent indiquer un manque d'oxygène ou une hémorragie non détectée. Ces signes sont parfois subtils, mais ils sont souvent les premiers indices d'une décompensation grave et nécessitent une réaction immédiate.

     o   Suivi des drains, pansements, et perfusions.

Le suivi des drains, des pansements et des perfusions est une composante essentielle des soins postopératoires. Chacun de ces dispositifs joue un rôle spécifique dans la récupération du patient après une intervention chirurgicale. Leur surveillance rigoureuse permet d'assurer une guérison sans complication, tout en prévenant les risques d'infection, de saignement ou d'autres problèmes liés à la chirurgie. L'aide-soignant, en étroite collaboration avec l'équipe infirmière et médicale, est souvent en première ligne pour suivre ces dispositifs, en veillant à leur bon fonctionnement et en intervenant en cas d'anomalie.

Le suivi des drains est crucial, car ces dispositifs sont utilisés pour évacuer les liquides (sang, sérosités ou pus) qui peuvent s'accumuler dans la zone opérée. Les drains aident à prévenir les infections et à éviter la formation d'hématomes ou de collections liquides sous la peau. Il existe différents types de drains, notamment les drains passifs et les drains actifs, qui fonctionnent avec ou sans système d'aspiration. L'aide-soignant doit d'abord s'assurer que le drain est correctement positionné et bien fixé, sans fuites ou déplacement.

Une partie essentielle du suivi des drains consiste à **observer la quantité et la nature des liquides** évacués. L'aide-soignant doit noter régulièrement le volume de liquide dans le réservoir du drain et informer l'infirmier ou le médecin en cas d'augmentation anormale de la quantité ou si le liquide devient rouge vif, ce qui pourrait être le signe d'un saignement actif. De même, l'apparition de pus ou de sécrétions anormales dans le drain peut indiquer une infection, nécessitant une attention immédiate. Il est également important de vérifier que le drain n'est pas obstrué ou plié, car cela pourrait empêcher le bon écoulement des liquides et entraîner des complications. En cas de problème, l'aide-soignant doit signaler rapidement toute anomalie à l'infirmier pour que des mesures soient prises, comme le repositionnement du drain ou son remplacement.

Le suivi des pansements est une autre tâche cruciale dans les soins postopératoires. Les pansements jouent un rôle protecteur, en maintenant la plaie chirurgicale propre et en favorisant la cicatrisation. L'aide-soignant doit s'assurer que les pansements sont intacts, propres et bien fixés, sans qu'il y ait de fuite de liquide ou de saignement qui pourrait détériorer le pansement ou exposer la plaie à une infection. Il est important de vérifier régulièrement l'état du pansement, en particulier au niveau de la saturation en sang ou en sérosités. Si le pansement devient saturé, il doit être remplacé ou renforcé par l'infirmier.

Le **contrôle visuel de la plaie** est également essentiel. Bien que l'aide-soignant ne soit pas toujours chargé de changer les pansements, il doit signaler toute anomalie apparente, comme des signes de rougeur, de gonflement ou d'écoulement suspect, qui pourraient indiquer une infection. Dans certains cas, le pansement peut se détacher partiellement, et l'aide-soignant doit alors le repositionner temporairement ou alerter l'infirmier pour un remplacement complet. Les signes d'inconfort du patient, comme des douleurs accrues autour de la plaie, doivent également être pris en compte, car ils peuvent être un indicateur précoce d'un problème de cicatrisation ou d'une infection.

Les perfusions sont une autre composante importante des soins postopératoires, car elles permettent d'administrer des fluides, des médicaments ou des nutriments directement dans la circulation sanguine du patient. Le suivi des perfusions implique plusieurs aspects, allant de la surveillance du débit des fluides à l'état du site d'insertion du cathéter. L'aide-soignant doit s'assurer que la perfusion fonctionne correctement, sans obstruction ou fuite, et que le débit est conforme aux prescriptions médicales.

Il est essentiel de vérifier régulièrement **l'état du site d'insertion** du cathéter pour détecter les signes de complication, comme des rougeurs, des gonflements ou des douleurs localisées, qui pourraient indiquer une infection ou une phlébite. Une perfusion mal positionnée ou un cathéter bloqué peut entraîner un gonflement du bras ou de la main, des douleurs ou des fuites de liquide. Si l'aide-soignant constate l'un de ces signes, il doit immédiatement alerter l'infirmier pour qu'une intervention soit effectuée, comme le remplacement du cathéter ou le réajustement de la perfusion.

En plus de surveiller le site d'insertion, l'aide-soignant doit s'assurer que **le débit de la perfusion** est régulier et conforme aux prescriptions médicales. Une perfusion trop rapide ou trop lente peut avoir des conséquences graves sur l'état de santé du patient. Si le débit semble anormal ou si des alarmes de la pompe à perfusion se déclenchent, l'aide-soignant doit vérifier l'appareil et s'assurer que tout fonctionne correctement. En cas de problème, il est crucial d'informer rapidement l'infirmier pour ajuster le débit ou corriger tout dysfonctionnement.

De plus, il est important de **surveiller le volume de perfusion** restant dans les poches ou les flacons. Lorsqu'une poche de perfusion est presque vide, l'aide-soignant doit s'assurer qu'elle est remplacée avant que l'air ne pénètre dans la tubulure, ce qui pourrait entraîner des complications graves. Il doit aussi s'assurer que les poches sont correctement étiquetées pour éviter toute erreur de médicament ou de dosage, notamment en cas de perfusion médicamenteuse, comme des antibiotiques ou des analgésiques.

• **Prévenir les complications post-opératoires**

    o   Les complications à surveiller : embolie, phlébite, escarres, etc.

Dans un contexte post-opératoire, la surveillance des complications est une priorité absolue pour assurer la sécurité et le bien-être du patient. Certaines complications, telles que l'embolie, la phlébite ou les escarres, peuvent survenir malgré les soins les plus minutieux et doivent être détectées le plus tôt possible pour éviter des conséquences graves. L'aide-soignant, par son contact constant avec le patient, joue un rôle clé dans la détection précoce de ces problèmes. Une vigilance accrue et une observation attentive sont essentielles pour intervenir rapidement et prévenir l'aggravation de ces complications.

L'embolie pulmonaire, aussi appelée embolie, est l'une des complications les plus redoutées, surtout chez les patients alités après une chirurgie. Elle se produit lorsqu'un caillot de sang (thrombus), souvent formé dans une veine profonde des membres inférieurs, se déplace et obstrue une artère des poumons. Ce blocage entrave la circulation sanguine et peut entraîner une insuffisance respiratoire potentiellement fatale. Les signes avant-coureurs d'une embolie pulmonaire ne sont pas toujours évidents, mais certains symptômes doivent immédiatement alerter l'aide-soignant. Parmi ces signes, on retrouve la **difficulté soudaine à respirer**, une **douleur thoracique aiguë**, une **fréquence cardiaque rapide**(tachycardie) ou encore une **cyanose**, qui se manifeste par une coloration bleutée des lèvres et des ongles, indiquant une mauvaise oxygénation du sang.

L'aide-soignant doit être particulièrement vigilant chez les patients qui présentent des facteurs de risque d'embolie, comme l'immobilisation prolongée, l'obésité, ou des antécédents de troubles de la coagulation. Toute plainte de douleur thoracique ou de difficulté à respirer doit être prise très au sérieux. Si ces symptômes apparaissent, il est impératif d'alerter immédiatement l'équipe médicale afin que des examens, comme une imagerie pulmonaire ou un dosage sanguin, soient réalisés pour confirmer le diagnostic et débuter un traitement anticoagulant si nécessaire.

La phlébite, ou thrombose veineuse profonde (TVP), est étroitement liée au risque d'embolie. Elle se manifeste par la formation d'un caillot dans une veine profonde, le plus souvent dans les jambes. Si ce caillot se détache, il peut voyager vers les poumons et provoquer une embolie pulmonaire. L'aide-soignant doit donc surveiller attentivement les signes de phlébite chez les patients postopératoires, surtout ceux qui sont immobilisés au lit pendant de longues périodes.

Les signes classiques de phlébite incluent une **douleur dans le mollet ou la cuisse**, souvent décrite comme un tiraillement ou une crampe, ainsi qu'un **gonflement** de la jambe, une **chaleur locale** et une **rougeur** visible sur la peau. Si ces symptômes sont présents, il est essentiel d'alerter immédiatement l'infirmier ou le médecin, car un traitement anticoagulant doit être rapidement instauré pour prévenir une embolie pulmonaire. L'aide-soignant peut également contribuer à la prévention de la phlébite en encourageant la mobilisation précoce des patients, en appliquant des bas de contention ou en aidant à la réalisation d'exercices de flexion-extension des jambes pour favoriser la circulation sanguine.

Les **escarres**, ou ulcères de pression, sont une autre complication fréquente chez les patients alités ou ayant une mobilité réduite après une chirurgie. Elles se forment lorsque la pression prolongée sur certaines zones du corps, comme les talons, le sacrum ou les coudes, entrave la circulation sanguine et endommage la peau et les tissus sous-jacents. Les escarres peuvent rapidement évoluer d'une simple rougeur à une lésion profonde et infectée si elles ne sont pas surveillées et traitées à temps.

L'aide-soignant doit être particulièrement vigilant quant aux zones à risque, en inspectant régulièrement la peau des patients, surtout chez ceux qui sont incapables de se mobiliser par eux-mêmes. Un des premiers signes d'une escarre en formation est une **rougeur persistante** sur une zone de pression, qui ne disparaît pas lorsque la pression est relâchée. Si cette rougeur n'est pas prise en charge, la peau peut se détériorer et former des **phlyctènes** (cloques), puis des ulcères plus profonds. La prévention des escarres passe par un **repositionnement régulier** du patient, environ toutes les deux heures, ainsi que par l'utilisation de matelas et de coussins spécifiques pour réduire la pression sur les zones sensibles. L'aide-soignant peut également appliquer des crèmes protectrices pour hydrater la peau et éviter la macération.

En plus de ces trois principales complications, d'autres situations doivent être surveillées de près dans un cadre postopératoire. Par exemple, **l'infection de la plaie chirurgicale** est une complication fréquente qui peut ralentir la guérison et provoquer des douleurs ou des fièvres. Les signes d'infection, tels qu'une **rougeur**, un **gonflement**, un **écoulement purulent** ou une **douleur intense** au niveau de la plaie, doivent être signalés immédiatement. Une élévation de la température corporelle est souvent un signe précoce d'infection et nécessite une intervention rapide pour éviter que l'infection ne se propage ou devienne systémique.

Enfin, il est important de surveiller les signes de **complications respiratoires**, notamment après une anesthésie générale. La capacité respiratoire peut être diminuée après une intervention chirurgicale, surtout chez les patients ayant des antécédents respiratoires comme l'asthme ou la bronchopneumopathie chronique obstructive (BPCO). Une respiration laborieuse, une fréquence respiratoire anormalement élevée, ou des bruits respiratoires tels que des râles peuvent être des indicateurs de **pneumonie** ou d'**atélectasie**, une complication liée à l'effondrement partiel des poumons. L'aide-soignant doit encourager le patient à effectuer des exercices respiratoires, comme l'utilisation d'un spiromètre incitatif, pour favoriser l'expansion pulmonaire et prévenir ces complications.

o Techniques pour mobiliser les patients alités : mobilisation passive et assistance à la marche.

Mobiliser les patients alités est une tâche essentielle dans le cadre des soins post-opératoires ou des soins à long terme, car l'immobilité prolongée entraîne des risques de complications graves, telles que les escarres, la phlébite, l'atrophie musculaire ou les troubles respiratoires. L'aide-soignant joue un rôle clé dans la mobilisation des patients en fonction de leur état de santé et de leur capacité à se mouvoir. Il est important de distinguer deux types de mobilisation : la **mobilisation passive** et l'**assistance à la marche**. Ces techniques sont adaptées en fonction des besoins du patient et de son niveau d'autonomie, tout en prenant soin de respecter son confort et sa sécurité.

La **mobilisation passive** est une technique utilisée chez les patients qui sont incapables de bouger par eux-mêmes, soit à cause de leur état post-opératoire, soit à cause d'une condition médicale qui limite leur mobilité. Cette méthode consiste à effectuer des mouvements articulaires et musculaires pour le patient, afin de maintenir la souplesse des articulations, stimuler la circulation sanguine, et prévenir la formation de contractures ou d'escarres. Bien qu'il s'agisse de mouvements réalisés par l'aide-soignant, ils apportent de nombreux bienfaits pour le patient.

Lors de la mobilisation passive, l'aide-soignant doit effectuer des mouvements doux et progressifs, sans forcer sur les articulations. Il est crucial de respecter le rythme et les capacités du patient, tout en étant attentif à ses réactions. Les exercices incluent des **mouvements d'extension et de flexion** des membres, des **rotations** des articulations (comme les épaules ou les hanches), ainsi que des mouvements d'abduction et d'adduction des bras et des jambes. Par exemple, pour un patient alité, l'aide-soignant peut commencer par soulever doucement la jambe du patient, plier et étendre le genou, puis réaliser des rotations douces au niveau de la cheville. Ces mouvements doivent être effectués sur chaque membre, en veillant à stimuler toutes les principales articulations du corps.

Un autre aspect de la mobilisation passive consiste à **changer régulièrement la position** du patient dans son lit. En fonction de la tolérance du patient, il est recommandé de le repositionner toutes les deux heures pour éviter une pression prolongée sur certaines zones du corps, ce qui pourrait entraîner des escarres. L'aide-soignant peut utiliser des coussins pour soutenir certaines parties du corps et maintenir le patient dans une position confortable et sécurisée. En plus de prévenir les escarres, ces changements de position améliorent la circulation sanguine et favorisent la respiration en libérant les zones comprimées des poumons.

La mobilisation passive ne se limite pas aux membres inférieurs et supérieurs. Le **haut du corps** doit également être mobilisé, notamment en aidant le patient à redresser légèrement son tronc, si son état le permet. Cela peut inclure des mouvements doux de la tête et du cou, ainsi que des exercices de respiration pour favoriser une meilleure expansion pulmonaire et prévenir des complications comme l'atélectasie. Les exercices de respiration profonde et les techniques de toux contrôlée sont également encouragés pour aider à dégager les voies respiratoires et prévenir l'accumulation de sécrétions.

En complément de la mobilisation passive, lorsque l'état du patient le permet, l'aide-soignant peut intervenir dans l'**assistance à la marche**. Cette méthode est utilisée chez les patients qui peuvent se tenir debout et marcher, mais qui nécessitent une aide en raison de leur faiblesse ou de leur perte de coordination, par exemple après une chirurgie majeure ou après une période d'immobilisation prolongée. L'objectif de l'assistance à la marche est de permettre au patient de retrouver progressivement son autonomie et d'éviter les complications liées à l'immobilité, telles que les thromboses ou la fonte musculaire.

Avant de commencer la marche assistée, l'aide-soignant doit **préparer le patient**, en s'assurant qu'il est bien installé dans son lit ou sur son fauteuil. Le patient doit être encouragé à prendre son temps et à se redresser progressivement pour éviter les vertiges, particulièrement après une période de repos prolongée. L'aide-soignant peut aider le patient à s'asseoir au bord du lit, en veillant à stabiliser ses pieds au sol et à soutenir son dos. Ce moment est crucial pour évaluer l'état du patient et s'assurer qu'il est prêt à se lever. Le patient peut être encouragé à faire des mouvements simples comme lever les bras ou plier les jambes pour réveiller doucement ses muscles.

Lorsque le patient est prêt à se lever, l'aide-soignant doit l'accompagner avec précaution, en s'assurant que ses **appuis sont stables**. Il est important de bien positionner ses pieds et de s'assurer qu'il ne se penche pas en avant ou en arrière de manière déséquilibrée. L'aide-soignant peut offrir un soutien sous le bras du patient, tout en gardant une main prête à stabiliser la taille ou le dos si nécessaire. L'usage de dispositifs d'aide, comme une **ceinture de marche** ou un **déambulateur**, peut également être très utile pour offrir plus de sécurité au patient. Ces dispositifs réduisent la pression exercée sur les jambes et facilitent les premiers pas.

Lors de la marche assistée, il est essentiel que l'aide-soignant encourage le patient à **faire des petits pas**, à son propre rythme, en s'assurant que chaque pied est bien posé au sol avant de continuer. Le soutien offert doit être adapté aux capacités du patient : certains auront seulement besoin d'une guidance légère, tandis que d'autres nécessiteront un soutien plus ferme pour se maintenir debout. L'aide-soignant doit aussi être attentif à tout signe de fatigue ou de malaise, comme une respiration rapide, des tremblements ou une pâleur. Si le patient montre des signes de faiblesse, il est important de le faire asseoir rapidement pour éviter une chute.

Enfin, la rééducation par la marche est un processus progressif. Il est important de ne pas forcer le patient à dépasser ses limites lors des premières tentatives. L'aide-soignant doit encourager les progrès, même si les distances parcourues sont courtes au départ. L'objectif est de renforcer la confiance du patient en ses capacités physiques et de réactiver progressivement ses muscles et articulations. Chaque session de marche doit être adaptée à l'état du patient, et il est essentiel de suivre ses réactions pour ajuster l'intensité de l'exercice.

- **La gestion de la douleur post-opératoire**

   o   Comprendre les différents niveaux de douleur et comment les soulager.

Comprendre les différents niveaux de douleur et savoir comment les soulager est une compétence cruciale dans la prise en charge des patients, notamment en milieu chirurgical ou post-opératoire. La douleur est une expérience subjective, complexe, et multidimensionnelle qui peut varier en intensité, en durée, et en qualité. Il est essentiel de l'évaluer correctement pour offrir des solutions de soulagement efficaces et adaptées à chaque patient. L'aide-soignant, en première ligne dans la surveillance et l'accompagnement des patients, joue un rôle fondamental dans cette évaluation et dans la mise en œuvre des mesures de soulagement.

La douleur est généralement classée selon plusieurs **niveaux d'intensité**, qui vont de légère à modérée, jusqu'à sévère ou insupportable. L'évaluation précise de cette intensité est primordiale pour choisir les méthodes de soulagement les plus appropriées. Plusieurs outils d'évaluation de la douleur sont utilisés en milieu hospitalier, le plus courant étant l'**échelle numérique de la douleur**, où le patient est invité à quantifier sa douleur sur une échelle de 0 à 10, 0 signifiant l'absence totale de douleur et 10 représentant la douleur la plus intense imaginable. Cette méthode simple permet au patient de donner un repère clair à l'équipe soignante. D'autres échelles, comme l'**échelle visuelle analogique (EVA)** ou l'**échelle verbale simple**, sont également utilisées, notamment pour les patients qui ont des difficultés à exprimer leurs sensations.

En plus de ces échelles, l'aide-soignant doit prêter attention aux **signes non verbaux** de la douleur, en particulier chez les patients qui ne peuvent pas communiquer efficacement. Une agitation inhabituelle, des grimaces, des gémissements, une respiration rapide ou des tensions musculaires sont autant de signes qui indiquent que le patient souffre, même s'il ne l'exprime pas directement. Chez les patients plus âgés ou cognitivement altérés, ces indicateurs sont essentiels pour comprendre la douleur.

Une fois la douleur évaluée, il est important d'adapter les stratégies de **soulagement** en fonction de son intensité et de ses caractéristiques. La douleur légère à modérée, par exemple, peut être soulagée par des méthodes non pharmacologiques et des traitements médicaux plus légers, tandis que la douleur intense ou chronique nécessitera souvent des traitements médicamenteux plus puissants.

Les douleurs légères à modérées peuvent souvent être soulagées par des antalgiques de palier 1, tels que le **paracétamol**ou les **anti-inflammatoires non stéroïdiens (AINS)** comme l'ibuprofène. Ces médicaments sont généralement efficaces pour des douleurs liées à des chirurgies mineures ou à des blessures superficielles. Ils peuvent également être utilisés en complément d'autres traitements dans des douleurs plus importantes, mais toujours en respectant les doses maximales prescrites pour éviter les effets indésirables, comme la toxicité hépatique dans le cas du paracétamol ou les complications gastriques pour les AINS.

En complément des médicaments, certaines techniques non pharmacologiques peuvent également aider à atténuer la douleur. **L'application de chaleur** ou de froid sur la zone douloureuse est une méthode simple mais souvent efficace pour soulager des douleurs localisées. Par exemple, une compresse chaude peut aider à détendre les muscles et à diminuer les tensions, tandis qu'une compresse froide peut réduire les inflammations et les gonflements après une blessure ou une chirurgie. L'aide-soignant peut également encourager le patient à pratiquer des exercices de **relaxation** ou des techniques de respiration profonde pour diminuer le stress et favoriser une meilleure gestion de la douleur. Ces méthodes peuvent être particulièrement utiles chez les patients anxieux ou chez ceux souffrant de douleurs chroniques.

Pour les **douleurs modérées à sévères**, des analgésiques plus puissants sont souvent nécessaires. Cela inclut les médicaments de **palier 2**, tels que la **codéine**, le **tramadol**, ou d'autres opioïdes légers, souvent utilisés en association avec du paracétamol. Ces médicaments sont efficaces pour soulager des douleurs post-opératoires plus intenses, mais ils doivent être administrés avec précaution en raison de leurs effets secondaires potentiels, comme la somnolence, les nausées, ou la constipation.

Lorsque la douleur devient intense, voire insupportable, il est nécessaire d'utiliser des **opioïdes forts**, classés comme médicaments de **palier 3**. Ces analgésiques, tels que la **morphine**, l'**oxycodone**, ou le **fentanyl**, sont réservés aux douleurs sévères, souvent postopératoires ou liées à des maladies chroniques comme le cancer. Ces traitements sont très efficaces pour contrôler la douleur, mais ils nécessitent une surveillance étroite pour éviter des complications comme la dépression respiratoire, la confusion, ou l'addiction. L'aide-soignant doit être particulièrement attentif aux réactions du patient sous opioïdes, en surveillant les effets secondaires et en signalant toute anomalie à l'infirmier ou au médecin.

Outre les traitements médicamenteux, **l'accompagnement psychologique** et la prise en charge émotionnelle du patient sont indispensables pour mieux gérer la douleur. Une douleur intense peut être exacerbée par l'anxiété, la peur ou le stress, et l'aide-soignant, par son écoute et sa présence, peut grandement contribuer à apaiser ces émotions. Expliquer clairement les traitements mis en place, rassurer sur l'efficacité des médicaments et offrir une écoute bienveillante sont des moyens de réduire l'angoisse du patient, ce qui peut indirectement diminuer la perception de la douleur.

Dans certains cas, des **techniques de physiothérapie** ou de **massages légers** peuvent être recommandées pour atténuer les douleurs musculaires ou articulaires. L'aide-soignant peut également aider à repositionner le patient de manière à soulager la pression sur certaines zones sensibles, en veillant à ce que le patient soit installé confortablement, que ce soit dans son lit ou dans un fauteuil.

Enfin, pour les patients souffrant de **douleurs chroniques** ou rebelles, la prise en charge peut inclure des traitements plus spécifiques, comme des infiltrations de corticoïdes, des traitements de neurostimulation, ou des approches multimodales qui combinent différentes techniques pour un soulagement global. L'aide-soignant, bien que n'intervenant pas directement dans ces traitements spécialisés, doit être attentif à l'évolution de la douleur du patient et signaler toute inefficacité des traitements en cours afin que l'équipe médicale puisse ajuster la prise en charge.

o   Les techniques non-médicamenteuses de soulagement : positionnement, relaxation.

Les techniques non-médicamenteuses de soulagement de la douleur jouent un rôle complémentaire essentiel aux traitements pharmacologiques. Elles sont particulièrement efficaces pour apaiser les douleurs légères à modérées, mais peuvent aussi renforcer l'efficacité des médicaments dans les cas de douleurs plus sévères. Ces méthodes, qui incluent le **positionnement adéquat** et la **relaxation**, sont non invasives, simples à mettre en œuvre et peuvent grandement améliorer le confort du patient. L'aide-soignant, par sa proximité avec le patient, est idéalement placé pour les mettre en pratique au quotidien et contribuer à un soulagement global de la douleur.

Le **positionnement** du patient est une technique fondamentale pour soulager les douleurs, notamment chez les patients alités ou ayant subi une intervention chirurgicale. Une position adéquate permet de réduire la pression sur certaines zones du corps, d'améliorer la circulation sanguine, de favoriser la respiration et de détendre les muscles tendus. Un mauvais positionnement, en revanche, peut aggraver la douleur en provoquant des tensions musculaires, des compressions nerveuses ou des problèmes circulatoires.

L'aide-soignant peut soulager efficacement la douleur en adoptant des **positions adaptées au type de douleur** du patient. Par exemple, pour un patient souffrant de douleurs abdominales ou thoraciques après une chirurgie, il est souvent conseillé de le positionner en **décubitus semi-assis**, avec le buste légèrement surélevé à l'aide d'oreillers ou d'un lit articulé. Cette position permet de réduire la pression sur la zone opérée et facilite la respiration. Pour les douleurs dorsales ou les lombalgies, une position sur le côté, avec un coussin entre les genoux pour réaligner la colonne vertébrale, peut apporter un soulagement immédiat.

En plus du positionnement initial, il est important de **changer régulièrement la position** du patient pour éviter l'apparition de douleurs liées à une immobilité prolongée. Chez les patients alités, notamment ceux à risque d'escarres, des changements de position toutes les deux heures sont recommandés. Ces repositionnements doivent être effectués en douceur, en prenant soin de maintenir le confort du patient et d'éviter toute torsion ou traction excessive. L'utilisation de **coussins de soutien**, sous les genoux, les chevilles ou les bras, permet de réduire les points de pression et de maintenir une position stable et confortable.

Le **positionnement des membres** est également crucial dans certains cas, notamment après des fractures ou des chirurgies orthopédiques. L'aide-soignant peut utiliser des attelles ou des oreillers pour surélever les membres, ce qui permet de réduire les gonflements et les douleurs en facilitant le retour veineux. Par exemple, surélever une jambe après une chirurgie du genou ou de la hanche réduit la pression sur la zone opérée et favorise la guérison.

En parallèle du positionnement, la **relaxation** est une autre technique non-médicamenteuse qui aide à soulager la douleur en agissant sur le corps et l'esprit. La douleur est souvent exacerbée par le stress, l'anxiété et la tension musculaire. En aidant le patient à se détendre, on peut réduire l'intensité perçue de la douleur et améliorer son bien-être général.

L'une des méthodes de relaxation les plus simples et les plus efficaces est la **respiration profonde**. Cette technique aide à diminuer l'anxiété et à détendre les muscles tendus. L'aide-soignant peut encourager le patient à respirer profondément, en inspirant lentement par le nez, en retenant l'air quelques secondes, puis en expirant lentement par la bouche. Ces respirations lentes et contrôlées aident à oxygéner le corps, à réduire les tensions et à calmer l'esprit. Pour les patients opérés, cette technique de respiration profonde peut également améliorer la fonction respiratoire et prévenir des complications comme l'atélectasie (affaissement partiel des poumons).

La **relaxation musculaire progressive** est une autre technique que l'aide-soignant peut proposer. Elle consiste à contracter puis relâcher progressivement différents groupes musculaires, en commençant par les pieds et en remontant progressivement vers la tête. Cette alternance entre tension et relâchement permet au patient de prendre conscience des zones de tension dans son corps et de les relâcher, ce qui réduit la douleur musculaire. Cette méthode est particulièrement utile chez les patients souffrant de douleurs chroniques ou de douleurs liées à des tensions musculaires.

En complément, des techniques comme la **visualisation positive** ou la **méditation guidée** peuvent être employées pour aider le patient à détourner son attention de la douleur et à se concentrer sur des pensées ou des images agréables. L'aide-soignant peut, par exemple, encourager le patient à imaginer un lieu calme et apaisant, comme une plage ou un jardin, et à se concentrer sur les sensations agréables que ce lieu évoque. En changeant ainsi son centre d'attention, le patient peut mieux tolérer la douleur et réduire son niveau de stress.

Les **massages doux** et les **applications locales** de chaleur ou de froid sont d'autres techniques de relaxation qui peuvent être bénéfiques. Un massage léger des épaules, du dos ou des membres peut aider à soulager les tensions musculaires et à favoriser la circulation sanguine. L'application de chaleur, à l'aide d'une compresse chaude, peut détendre les muscles et apaiser les douleurs liées aux contractures ou aux crampes. À l'inverse, l'application de froid peut être utile pour réduire l'inflammation et l'enflure après une chirurgie ou un traumatisme.

Enfin, l'un des aspects les plus importants de la relaxation est la **présence et l'écoute** de l'aide-soignant. En offrant un soutien psychologique et une attitude bienveillante, l'aide-soignant crée un environnement rassurant où le patient peut se détendre plus facilement. Le simple fait de sentir que sa douleur est prise en compte et qu'il reçoit une attention personnalisée aide souvent le patient à mieux tolérer l'inconfort et à retrouver une certaine sérénité.

Chapitre 4

Hygiène, Asepsie et Prévention des Infections

- **Les normes d'hygiène dans un service de chirurgie**

  o   Lavage des mains, port de gants et de masques.

Le **lavage des mains**, le **port de gants** et le **port de masques** sont des pratiques essentielles en milieu médical, jouant un rôle fondamental dans la prévention des infections et la protection des patients comme du personnel soignant. Ces mesures d'hygiène sont indispensables pour limiter la transmission des micro-organismes, que ce soit d'un soignant à un patient, d'un patient à un soignant, ou entre patients. L'aide-soignant, par son contact direct avec les patients et son rôle au sein de l'équipe de soins, doit maîtriser parfaitement ces techniques pour garantir un environnement sûr et sécurisé.

Le lavage des mains est sans doute le geste d'hygiène le plus important. En effet, les mains sont l'un des principaux vecteurs de transmission des infections, car elles sont en contact constant avec le patient, les surfaces environnantes, et les instruments médicaux. Le lavage des mains permet d'éliminer les micro-organismes présents sur la peau et de prévenir leur propagation. Il doit être effectué à plusieurs moments clés, notamment avant et après chaque contact avec un patient, avant tout acte de soin, après le retrait des gants, après avoir touché des surfaces contaminées, et après être allé aux toilettes.

Il existe deux types de **lavage des mains** : le lavage avec de l'eau et du savon, et la friction avec une solution hydroalcoolique. Le lavage à l'eau et au savon est recommandé lorsque les mains sont visiblement sales ou souillées par des fluides corporels. Ce geste doit être effectué en respectant une procédure précise : mouiller les mains, appliquer une quantité suffisante de savon, frotter toutes les surfaces des mains, y compris les paumes, les doigts, les espaces interdigitaux, le dos des mains, et les ongles, pendant au moins 30 secondes. Ensuite, les mains doivent être soigneusement rincées sous l'eau courante, puis séchées avec une serviette à usage unique ou un dispositif de séchage. Enfin, il est essentiel de fermer le robinet avec un papier ou un coude pour éviter de recontaminer les mains.

Lorsque les mains ne sont pas visiblement sales, l'utilisation de **solutions hydroalcooliques** est une alternative rapide et efficace. Il s'agit de frotter une dose de solution hydroalcoolique sur l'ensemble des mains jusqu'à ce qu'elles soient sèches, en insistant sur les mêmes zones que pour le lavage à l'eau et au savon. Ces solutions sont efficaces contre un large spectre de micro-organismes, y compris les bactéries, les virus et les champignons, et elles permettent une désinfection rapide sans nécessiter d'évier.

Le **port de gants** est une autre mesure cruciale de protection, mais il ne remplace en aucun cas le lavage des mains. Les gants sont une barrière protectrice qui empêche le contact direct entre la peau des soignants et les fluides corporels ou les surfaces potentiellement contaminées. Ils doivent être portés chaque fois qu'un soignant entre en contact avec du sang, des sécrétions, des muqueuses, des plaies, ou des objets souillés. En chirurgie ou dans des situations nécessitant une stérilité maximale, les gants stériles sont indispensables pour protéger le patient de toute contamination.

L'aide-soignant doit veiller à ce que les gants soient correctement mis en place, en évitant de les déchirer ou de les percer. Une fois les gants enfilés, il est important d'éviter de toucher des objets non stériles, comme les poignées de porte ou les surfaces environnantes, pour ne pas contaminer les gants. Le retrait des gants doit être effectué avec soin pour éviter tout contact avec leur surface externe, qui pourrait être contaminée. Pour ce faire, il faut pincer la surface extérieure d'un gant au niveau du poignet et le retourner sur lui-même, puis utiliser le gant retiré pour envelopper le second gant avant de le jeter. Après avoir retiré les gants, un lavage ou une désinfection des mains est toujours requis, car les gants ne protègent pas à 100 % contre la contamination microbienne.

Le **port du masque** est une autre barrière de protection essentielle, notamment pour prévenir la transmission des infections respiratoires. Le masque protège le patient et le soignant en filtrant les gouttelettes potentiellement infectieuses émises lors de la parole, de la toux ou des éternuements. Il existe différents types de masques, dont les masques chirurgicaux et les masques de type FFP2, qui offrent un niveau de filtration plus élevé. Le choix du masque dépend de la situation : en contexte chirurgical ou en présence de patients atteints d'infections transmissibles par voie aérienne, comme la tuberculose ou la COVID-19, le port de masques FFP2 est souvent nécessaire.

Le masque doit être correctement positionné pour garantir son efficacité. Il doit couvrir à la fois le nez et la bouche, et être bien ajusté sur le visage pour éviter les fuites d'air. L'aide-soignant doit éviter de toucher l'avant du masque pendant son port, car cette surface peut être contaminée. Si le masque devient humide, il doit être remplacé immédiatement, car son efficacité est alors réduite. Lors du retrait, il est important de manipuler le masque uniquement par les élastiques ou les attaches pour éviter tout contact avec la surface frontale. Une fois retiré, le masque doit être jeté dans une poubelle adaptée, et un lavage ou une désinfection des mains doit suivre.

      o   Désinfection des locaux et du matériel chirurgical. La désinfection des locaux et du matériel chirurgical est un pilier fondamental dans la prévention des infections en milieu médical, en particulier dans les services de chirurgie où les risques de contamination sont élevés. Ces mesures d'hygiène rigoureuses visent à éliminer les micro-organismes potentiellement pathogènes présents sur les surfaces, les instruments et l'environnement chirurgical, afin de protéger les patients et le personnel soignant contre les infections nosocomiales. L'aide-soignant, tout comme les autres membres de l'équipe, joue un rôle essentiel dans ce processus, contribuant à la mise en place d'un environnement aseptisé, sécurisé et conforme aux normes de sécurité sanitaire.

La désinfection des locaux est une étape primordiale dans le maintien d'un environnement stérile, en particulier dans les blocs opératoires, les salles de réveil et les unités de soins intensifs. Ces espaces, où des interventions médicales et chirurgicales complexes sont réalisées, doivent être nettoyés et désinfectés en profondeur de manière régulière pour réduire la présence de bactéries, virus et autres agents pathogènes. Le processus de désinfection comprend plusieurs phases, qui vont du nettoyage initial au traitement chimique ou physique des surfaces.

La première étape de la désinfection des locaux est le **nettoyage**. Le nettoyage permet d'éliminer les salissures visibles, comme les résidus de poussière, les liquides ou les débris biologiques. Il est indispensable, car ces contaminants peuvent réduire l'efficacité des désinfectants qui seront utilisés par la suite. Le personnel, y compris l'aide-soignant, doit utiliser des détergents adaptés et des lingettes ou serpillières à usage unique pour éviter de propager les micro-organismes d'une surface à l'autre.

Une fois le nettoyage effectué, vient l'étape cruciale de la **désinfection proprement dite**. Elle consiste à appliquer des désinfectants spécifiques sur toutes les surfaces qui sont régulièrement touchées ou qui entrent en contact avec les patients ou le matériel chirurgical. Les produits désinfectants utilisés sont souvent à base de composés actifs comme le chlore, l'alcool ou les ammoniums quaternaires, qui éliminent efficacement une large gamme de micro-organismes, y compris les bactéries, les virus et les champignons. Les surfaces fréquemment touchées, comme les poignées de porte, les interrupteurs, les lits d'hôpitaux, et les tables opératoires, nécessitent une désinfection plus régulière. Le personnel doit être particulièrement vigilant à ces points de contact, car ils représentent un risque de transmission croisée entre les patients et les soignants.

Dans les blocs opératoires, où la stérilité est une priorité absolue, la désinfection doit être encore plus rigoureuse. Les **salles d'opération** doivent être désinfectées entre chaque intervention, en portant une attention particulière à toutes les surfaces qui ont été en contact direct ou indirect avec le matériel chirurgical ou le personnel. Cela inclut non seulement les tables opératoires, mais aussi les équipements adjacents, les chariots d'instruments, et les dispositifs d'éclairage. En fin de journée, un nettoyage et une désinfection en profondeur de l'ensemble du bloc opératoire sont nécessaires pour garantir une asepsie maximale avant les interventions du lendemain.

En parallèle de la désinfection des locaux, la **désinfection du matériel chirurgical** est un processus tout aussi essentiel. Les instruments chirurgicaux, après chaque utilisation, doivent être soigneusement nettoyés, désinfectés, et, dans la plupart des cas, stérilisés. Ce processus commence par un **prénettoyage immédiat** dès la fin de l'intervention. Les instruments souillés sont rapidement transportés dans des bacs de décontamination, où ils sont immergés dans des solutions de détergents spécifiques pour éliminer les résidus biologiques, tels que le sang ou les tissus.

Après ce prénettoyage, les instruments sont soumis à un **nettoyage mécanique** ou manuel plus approfondi, qui permet d'éliminer toute trace de matière organique. Les brosses, les jets d'eau à haute pression et les ultrasons peuvent être utilisés pour nettoyer les instruments, en s'assurant que toutes les parties, y compris les zones difficiles d'accès comme les charnières ou les trous, sont parfaitement nettoyées. Ce nettoyage est indispensable, car des débris laissés sur les instruments peuvent compromettre l'efficacité de la désinfection et de la stérilisation ultérieure.

La **désinfection** du matériel chirurgical, étape suivante, permet d'éliminer la plupart des micro-organismes restants après le nettoyage. Cette désinfection est généralement effectuée à l'aide de produits chimiques puissants ou par l'utilisation d'appareils spécifiques comme des laveurs-désinfecteurs, qui associent des cycles de nettoyage à haute température et l'application de solutions désinfectantes. Ces machines garantissent que les instruments sont désinfectés de manière uniforme et efficace, tout en minimisant le risque de contamination croisée.

Toutefois, pour les instruments qui doivent entrer en contact direct avec les tissus internes du patient, comme les scalpels ou les pinces chirurgicales, la simple désinfection ne suffit pas. Ils doivent être **stérilisés** avant chaque nouvelle utilisation pour éliminer tous les micro-organismes, y compris les spores, qui sont plus résistantes. La méthode de stérilisation la plus courante est la **stérilisation à la vapeur**, réalisée dans un autoclave. Ce procédé utilise de la vapeur d'eau sous haute pression pour détruire tous les germes présents sur les instruments. Les instruments sont ensuite emballés de manière stérile jusqu'à leur utilisation en salle d'opération.

Les instruments plus sensibles à la chaleur, comme certains endoscopes ou appareils électromédicaux, nécessitent d'autres méthodes de stérilisation, comme la **stérilisation à l'oxyde d'éthylène** ou la **stérilisation par plasma**, qui sont des alternatives plus douces mais tout aussi efficaces.

Enfin, une partie importante de la désinfection des locaux et du matériel repose sur la **traçabilité** et le respect des protocoles. Chaque instrument désinfecté ou stérilisé doit être clairement étiqueté avec la date et les informations relatives à la procédure de désinfection. Cela permet de garantir que le matériel utilisé lors des interventions est parfaitement aseptisé et prêt à l'emploi. L'aide-soignant, en collaboration avec l'équipe de stérilisation, doit s'assurer que chaque étape du processus est scrupuleusement respectée pour éviter toute défaillance qui pourrait compromettre la sécurité du patient.

- **Asepsie et techniques stériles**

  o   Préparation du matériel stérile avant une opération. La **préparation du matériel stérile avant une opération** est une étape cruciale pour garantir la sécurité du patient et la réussite de l'intervention chirurgicale. Chaque détail doit être pris en compte pour éviter toute contamination, car un environnement stérile est essentiel pour prévenir les infections nosocomiales, qui peuvent avoir des conséquences graves sur la santé du patient. L'aide-soignant, en collaboration avec les infirmiers de bloc opératoire et l'équipe médicale, joue un rôle fondamental dans ce processus, en veillant à ce que tout le matériel nécessaire soit soigneusement préparé, stérile et prêt à l'usage.

La préparation du matériel stérile commence bien avant l'intervention elle-même, par une **étape de planification** et d'organisation. Il est important de connaître le type de chirurgie à réaliser, car chaque intervention nécessite un matériel spécifique adapté à la nature de l'opération (orthopédique, digestive, vasculaire, etc.). L'aide-soignant, en lien avec l'équipe de bloc opératoire, consulte la liste des instruments et équipements nécessaires pour l'intervention, afin de s'assurer que tout est disponible et prêt. Cette liste comprend non seulement les instruments chirurgicaux comme les scalpels, pinces, ciseaux ou écarteurs, mais aussi les dispositifs auxiliaires tels que les champs opératoires, les gants, les compresses stériles, et les sutures.

Une fois le matériel identifié, l'une des premières étapes est de **vérifier la stérilité des instruments**. Les instruments chirurgicaux réutilisables, après avoir été soigneusement nettoyés et désinfectés, passent par un cycle de stérilisation dans des autoclaves ou par d'autres méthodes adaptées. Chaque instrument ou pack de matériel doit être étiqueté avec la date de stérilisation, les informations du cycle, et une indication visuelle confirmant que la stérilisation a bien été réalisée. L'aide-soignant vérifie ces étiquettes avant de commencer la préparation. Si un emballage est endommagé, ouvert ou si l'intégrité du matériel semble compromise, celui-ci doit être mis de côté et remplacé par un matériel stérile adéquat.

Ensuite, il est essentiel de **manipuler le matériel stérile** dans des conditions de stricte asepsie. Les instruments et accessoires stériles ne doivent être ouverts et préparés qu'au plus près de l'intervention, dans un environnement contrôlé et stérile. L'aide-soignant et tout membre de l'équipe de bloc opératoire impliqué dans cette préparation doivent respecter les règles d'hygiène rigoureuses, incluant le lavage des mains, le port de gants stériles, de masques, et de blouses stériles. Toute violation de la stérilité, comme un contact accidentel avec une surface non stérile, nécessite le remplacement immédiat du matériel concerné.

Le **dispositif de la salle d'opération** est également préparé avec soin. L'aide-soignant participe à la mise en place de la table d'opération, en s'assurant que les surfaces sont parfaitement désinfectées avant l'ouverture des instruments stériles. Les champs opératoires stériles sont disposés autour de la zone chirurgicale, créant ainsi une barrière protectrice qui limite le risque de contamination. Une fois cette zone stérile installée, seuls les instruments et matériaux stériles peuvent y être introduits. L'aide-soignant travaille en étroite collaboration avec l'infirmier de bloc pour disposer les instruments de manière organisée sur le plateau chirurgical, en respectant la logique de l'intervention pour que chaque outil soit facilement accessible au chirurgien pendant l'opération.

La **sélection et la disposition des instruments** sur la table opératoire doivent être faites avec méthode et rigueur. Chaque instrument a une place précise, afin de garantir que le chirurgien puisse y accéder rapidement sans risque de désorganisation. Les instruments coupants, tels que les scalpels et les ciseaux, sont disposés en premier, suivis des pinces, des écarteurs, et des dispositifs de sutures. L'aide-soignant s'assure que les dispositifs auxiliaires, comme les pinces à clamper, les drains, les champs supplémentaires, et les compresses, sont également disponibles à portée de main. Cette organisation rigoureuse permet de gagner du temps pendant l'opération et d'assurer une fluidité dans les gestes du chirurgien et de son équipe.

En plus des instruments, il est également important de **préparer les liquides stériles**, comme les solutions salines, les antiseptiques et autres fluides nécessaires à l'opération. Ces liquides sont souvent utilisés pour nettoyer la zone opératoire, irriguer les plaies ou diluer certains médicaments. L'aide-soignant vérifie les dates de péremption des solutions et s'assure que les flacons sont ouverts de manière stérile. Tout liquide ou solution doit être manipulé avec une extrême précaution, en veillant à ce qu'il n'entre pas en contact avec une surface non stérile.

Le **port de gants stériles** est une étape cruciale lors de la manipulation des instruments chirurgicaux. L'aide-soignant doit veiller à enfiler les gants sans toucher leur surface externe, en utilisant une technique stérile spécifique qui minimise les risques de contamination. Une fois les gants en place, il est essentiel de ne toucher que des surfaces stériles, et de se rappeler que tout contact avec un objet non stérile nécessite un changement immédiat des gants.

Enfin, tout au long de cette phase de préparation, l'aide-soignant doit maintenir un **niveau élevé de vigilance** et s'assurer que toutes les règles de stérilité sont respectées, non seulement par lui-même, mais aussi par l'ensemble des personnes présentes dans la salle d'opération. Toute erreur, comme l'introduction d'un objet non stérile dans la zone opératoire ou la rupture d'un champ stérile, peut compromettre la sécurité de l'intervention et exposer le patient à un risque d'infection.

o   Le rôle de l'aide-soignant dans la gestion des zones stériles et des barrières d'isolement.

Le rôle de l'aide-soignant dans la gestion des **zones stériles** et des **barrières d'isolement** est essentiel pour garantir la sécurité du patient et prévenir les infections, en particulier dans le contexte d'une intervention chirurgicale ou de soins intensifs. L'intégrité des zones stériles est une priorité absolue, car toute contamination pourrait exposer le patient à un risque d'infection nosocomiale, ce qui pourrait compromettre son rétablissement ou provoquer des complications graves. L'aide-soignant, en collaboration avec l'équipe infirmière et les autres professionnels de santé, doit donc faire preuve de vigilance et de rigueur dans le respect des protocoles de stérilité.

Les zones stériles, notamment en salle d'opération, sont des espaces où toute introduction de micro-organismes doit être évitée. Ces zones incluent la table opératoire, les instruments chirurgicaux, les champs stériles qui entourent le patient, ainsi que tout le matériel utilisé directement pendant l'intervention. L'aide-soignant joue un rôle crucial dans la préparation, le maintien et la surveillance de ces zones stériles. Dès le début de l'intervention, il doit s'assurer que toutes les **barrières stériles** sont correctement installées. Cela comprend la mise en place de champs stériles autour de la zone opératoire et la gestion du matériel stérile, qui doit être manipulé avec précaution pour éviter toute contamination.

L'un des premiers rôles de l'aide-soignant est de **respecter les règles d'asepsie** dès qu'il entre dans une zone stérile. Cela commence par une hygiène rigoureuse, notamment le lavage antiseptique des mains, l'enfilage de la tenue stérile (blouse, gants et masque), et le respect des règles de circulation dans la salle. En entrant dans une zone stérile, l'aide-soignant doit éviter tout contact avec des surfaces non stériles et limiter ses déplacements pour réduire les risques de contamination. Chaque geste doit être calculé et précis pour ne toucher que les instruments ou les surfaces qui ont été préparés dans des conditions stériles.

La gestion des **instruments chirurgicaux stériles** fait également partie des responsabilités de l'aide-soignant. Avant et pendant l'intervention, il doit veiller à ce que ces instruments soient manipulés dans des conditions aseptiques. Il est crucial d'ouvrir les plateaux d'instruments de manière stérile, de ne pas toucher les instruments avec des mains ou des gants non stériles, et de signaler immédiatement toute rupture de stérilité. Si un objet non stérile entre accidentellement dans la zone opératoire, l'aide-soignant doit réagir rapidement en remplaçant le matériel ou en retirant l'objet contaminé pour éviter tout risque pour le patient. Cette vigilance constante permet de maintenir l'environnement opératoire le plus sûr possible.

Un autre aspect important du rôle de l'aide-soignant est la gestion des **barrières d'isolement**, qui sont souvent utilisées pour protéger les patients vulnérables ou pour éviter la propagation d'agents infectieux dans les services hospitaliers. Ces barrières d'isolement, qu'il s'agisse de chambres spéciales ou de zones protégées dans les unités de soins, sont essentielles pour prévenir la transmission d'infections, notamment dans le cas de patients immunodéprimés ou porteurs d'infections contagieuses. L'aide-soignant est responsable de mettre en place et de maintenir ces barrières, en respectant strictement les protocoles d'isolement.

Il existe plusieurs types d'isolement en milieu hospitalier, chacun avec des exigences spécifiques. **L'isolement protecteur** vise à protéger les patients dont le système immunitaire est affaibli, comme les personnes ayant subi une greffe ou recevant une chimiothérapie. Dans ce cas, l'aide-soignant doit veiller à ce que tous ceux qui entrent dans la chambre du patient portent des tenues stériles, y compris des blouses, des gants et des masques. Il doit également s'assurer que les mesures de désinfection des surfaces et du matériel médical sont respectées rigoureusement. Tout matériel entrant dans la chambre doit être stérile, et le moindre manquement à ces précautions peut exposer le patient à un risque d'infection grave.

Dans le cadre de l'**isolement standard** ou de l'**isolement de contact**, destiné à éviter la propagation d'infections transmissibles, comme les bactéries résistantes aux antibiotiques ou certaines infections virales, l'aide-soignant doit mettre en place des barrières physiques pour contenir l'agent infectieux. Cela implique le port de gants et de surblouses pour éviter tout contact direct avec les sécrétions corporelles ou les surfaces contaminées. L'aide-soignant doit également s'assurer que les **consignes de désinfection** des équipements et des locaux sont respectées après chaque soin ou manipulation. Par exemple, les surfaces en contact avec le patient, les poignées de porte, et les dispositifs médicaux doivent être nettoyés et désinfectés de manière approfondie pour éviter toute transmission croisée. L'aide-soignant joue ici un rôle central dans la coordination de ces actions et dans l'application des protocoles spécifiques à chaque type d'isolement.

Dans le cas d'une **rupture de barrière stérile** ou d'un non-respect des mesures d'isolement, l'aide-soignant doit réagir immédiatement. Si une zone stérile est contaminée pendant une opération, il doit en informer l'équipe sans délai pour que les mesures correctives soient prises. Cela peut inclure le remplacement de champs stériles, la stérilisation des instruments ou même l'interruption temporaire de l'intervention si nécessaire. De même, dans un contexte d'isolement, si des règles sont enfreintes (par exemple, si un membre du personnel ou un visiteur ne porte pas la tenue adéquate), l'aide-soignant doit intervenir pour corriger la situation et rappeler l'importance des mesures d'hygiène.

Enfin, l'aide-soignant a également un rôle **pédagogique** vis-à-vis des autres membres de l'équipe et des visiteurs. Il peut être amené à expliquer l'importance du respect des zones stériles et des barrières d'isolement, à s'assurer que chacun comprend les protocoles à suivre et à rappeler régulièrement les règles de bonne pratique. Cela est particulièrement important dans les services à haut risque, comme les services de chirurgie ou les unités de soins intensifs, où le non-respect de ces règles peut avoir des conséquences immédiates sur la santé des patients.

- **Prévention des infections nosocomiales**

  o   Identification des facteurs de risque.

L'**identification des facteurs de risque** est une étape essentielle dans la prise en charge des patients en milieu médical, en particulier en chirurgie et dans les services de soins intensifs. Reconnaître ces facteurs permet de prévenir des complications potentielles, de personnaliser les soins et d'adapter les interventions en fonction des besoins spécifiques du patient. Les facteurs de risque peuvent être de nature diverse : médicale, environnementale, psychologique ou liée au mode de vie. L'aide-soignant joue un rôle crucial dans cette identification, en travaillant en collaboration avec les infirmiers et les médecins pour surveiller, signaler et aider à gérer ces risques.

Un **facteur de risque** désigne tout élément ou condition qui augmente la probabilité qu'un patient développe une complication ou une maladie. Ces risques peuvent être préexistants, liés à des pathologies chroniques, ou se manifester à la suite d'une intervention chirurgicale ou d'une hospitalisation. L'évaluation précise des facteurs de risque dès l'admission permet d'élaborer un plan de soins personnalisé pour chaque patient, en anticipant les éventuelles complications.

L'un des premiers types de facteurs de risque à identifier est le **risque médical** lié aux antécédents de santé du patient. Les antécédents médicaux et chirurgicaux doivent être soigneusement évalués, car certaines conditions chroniques augmentent le risque de complications postopératoires ou d'aggravation de l'état du patient. Par exemple, les patients souffrant de **diabète** sont plus exposés au risque d'infection, de retard de cicatrisation et de complications cardiovasculaires. Le diabète affecte la capacité du corps à guérir rapidement, et la moindre plaie, surtout après une intervention chirurgicale, peut devenir une porte d'entrée pour une infection. L'aide-soignant, en surveillant attentivement l'état des plaies et en respectant strictement les protocoles de désinfection, peut aider à prévenir ces complications.

De même, les patients ayant des **antécédents cardiovasculaires**, comme l'hypertension artérielle, l'insuffisance cardiaque ou les antécédents d'infarctus du myocarde, présentent un risque accru de complications liées à la circulation sanguine, telles que l'embolie pulmonaire ou la phlébite. Ces patients nécessitent une surveillance régulière de leurs signes vitaux, notamment la pression artérielle et la fréquence cardiaque, afin de détecter tout signe de décompensation. Une identification précoce de ces facteurs permet de mettre en place des mesures préventives, comme la prescription d'anticoagulants ou l'utilisation de bas de contention pour favoriser la circulation.

Les **facteurs de risque liés à l'âge** sont également importants à prendre en compte. Les personnes âgées, en raison de la fragilité de leur état de santé, sont plus susceptibles de développer des complications postopératoires, comme des infections, des escarres, ou des troubles respiratoires. L'âge avancé est souvent associé à une diminution des capacités physiologiques, ce qui affecte la capacité du corps à se rétablir après une intervention chirurgicale. L'aide-soignant doit être attentif à la surveillance de ces patients, en veillant à ce qu'ils soient régulièrement mobilisés pour éviter les complications liées à l'immobilité, comme les escarres ou la pneumonie.

Les **facteurs de risque liés au mode de vie**, tels que le tabagisme, la consommation excessive d'alcool, ou l'obésité, sont également à considérer. Les fumeurs, par exemple, ont une capacité pulmonaire réduite, ce qui augmente les risques de complications respiratoires après une anesthésie générale ou une intervention thoracique. Ils sont également plus susceptibles de développer des infections des voies respiratoires et ont une cicatrisation plus lente. L'obésité, quant à elle, est associée à un risque accru de complications chirurgicales, telles que les infections de la plaie, les thromboses veineuses profondes et les problèmes respiratoires. Une bonne identification de ces facteurs permet d'adapter les soins postopératoires, comme une surveillance accrue de la respiration ou des mesures pour favoriser la mobilisation.

Les **facteurs psychologiques et sociaux** ne doivent pas être négligés dans l'identification des risques. Un patient souffrant de **stress, d'anxiété, ou de dépression** peut avoir une réponse physiologique plus faible au traitement et à la récupération. Par exemple, un patient stressé peut avoir une réponse immunitaire affaiblie, augmentant ainsi le risque d'infection et ralentissant la cicatrisation des plaies. L'aide-soignant peut jouer un rôle clé en offrant un soutien émotionnel au patient, en favorisant une communication claire et apaisante, et en alertant l'équipe soignante si des signes de détresse psychologique apparaissent.

Enfin, il est important de prendre en compte les **facteurs de risque environnementaux**. Les conditions dans lesquelles le patient est pris en charge peuvent jouer un rôle dans le développement de complications. Les risques liés à l'environnement hospitalier, comme la présence d'agents pathogènes résistants aux antibiotiques, doivent être surveillés de près. L'aide-soignant, par une bonne application des mesures d'hygiène, notamment le lavage des mains, la désinfection des surfaces et le respect des mesures d'isolement pour les patients infectieux, contribue à réduire ces risques.

L'identification des facteurs de risque est donc un processus global qui prend en compte à la fois les aspects médicaux, physiques, psychologiques et environnementaux du patient. L'aide-soignant, par son observation constante et son interaction quotidienne avec le patient, est idéalement placé pour détecter les premiers signes de risque et en informer l'équipe soignante. Grâce à une évaluation précise et à une prise en charge adaptée, les facteurs de risque peuvent être gérés de manière proactive, assurant ainsi une meilleure sécurité pour le patient et une réduction des complications postopératoires ou liées à l'hospitalisation.

o   Techniques pour réduire les infections associées aux soins (cathéters, drains, etc.).

La réduction des infections associées aux soins, notamment celles liées à l'utilisation de **cathéters**, de **drains** ou d'autres dispositifs invasifs, est une priorité absolue en milieu hospitalier. Ces infections peuvent avoir des conséquences graves pour les patients, entraînant des complications parfois sévères et prolongeant la durée de leur hospitalisation. L'aide-soignant, en collaboration avec l'équipe soignante, joue un rôle clé dans la prévention de ces infections en appliquant scrupuleusement les protocoles de soins, en surveillant l'état des dispositifs et en adoptant des pratiques d'hygiène rigoureuses.

Les **infections liées aux cathéters** (veineux ou urinaires) sont parmi les plus fréquentes. Pour prévenir ces infections, la première mesure est d'appliquer des protocoles d'asepsie rigoureux dès la pose et pendant toute la durée d'utilisation du cathéter. Chaque étape, de la préparation du site d'insertion à la gestion quotidienne du dispositif, doit être réalisée dans des conditions strictes de stérilité.

1. Pose et gestion des cathéters veineux :

La première technique pour réduire le risque d'infection est d'assurer une **préparation rigoureuse du site d'insertion**. Avant la pose d'un cathéter veineux, la zone d'insertion (généralement le bras, la main ou la zone sous-claviculaire) doit être nettoyée avec une solution antiseptique, telle que la chlorhexidine. L'aide-soignant doit veiller à ce que ce processus soit effectué de manière stérile, en utilisant des gants stériles et en évitant tout contact avec des surfaces non stériles. La manipulation du cathéter lui-même doit se faire avec des techniques stériles, en limitant au maximum les interruptions du circuit de perfusion.

Le **soin quotidien du site d'insertion** est également essentiel. L'aide-soignant doit vérifier régulièrement la zone pour détecter tout signe d'infection, comme une rougeur, un gonflement ou un écoulement purulent. Le pansement qui recouvre l'insertion du cathéter doit être maintenu propre et sec, et doit être remplacé régulièrement ou dès qu'il est souillé. L'utilisation de pansements occlusifs transparents permet de surveiller le site sans avoir à retirer le pansement, minimisant ainsi le risque de contamination.

Il est aussi essentiel de **limiter les manipulations inutiles** du cathéter. Chaque manipulation augmente le risque d'introduire des micro-organismes dans le système. L'aide-soignant doit veiller à ce que les tubulures de perfusion soient correctement connectées et que les changements de perfusion soient réalisés avec des techniques d'asepsie strictes. Lorsqu'un cathéter n'est plus nécessaire, il doit être retiré rapidement pour réduire le risque d'infection.

2. Prévention des infections urinaires liées aux cathéters :

Les **cathéters urinaires** sont souvent responsables d'infections urinaires nosocomiales. Pour prévenir ces infections, la première règle est de limiter l'utilisation des cathéters urinaires aux situations strictement nécessaires et de les retirer dès que possible. Lorsque leur usage est indispensable, plusieurs mesures doivent être mises en œuvre pour réduire les risques.

La **pose du cathéter urinaire** doit être effectuée dans des conditions d'asepsie rigoureuse, en utilisant des techniques stériles et en appliquant des antiseptiques sur la zone d'insertion (le méat urinaire). Une fois le cathéter en place, il est important de **maintenir un circuit fermé**, c'est-à-dire de s'assurer que le sac collecteur reste bien connecté en permanence au cathéter, sans interruption.

L'aide-soignant doit veiller à ce que le **sac de drainage urinaire** soit placé en dessous du niveau de la vessie pour éviter les reflux urinaires, qui sont un facteur de risque majeur d'infection. Le sac doit également être vidé régulièrement pour éviter toute accumulation d'urine, mais cette opération doit être réalisée en respectant des procédures d'hygiène strictes, sans toucher les parties internes du système de drainage. Enfin, l'aide-soignant doit surveiller l'apparition de signes d'infection urinaire, comme une fièvre, des douleurs ou des modifications de l'urine (odeur, couleur), et signaler tout changement suspect à l'équipe infirmière.

3. Gestion des drains chirurgicaux :

Les **drains chirurgicaux** sont utilisés pour évacuer les fluides accumulés après une intervention et prévenir les infections ou les hématomes. Cependant, ils peuvent aussi devenir des portes d'entrée pour les bactéries s'ils ne sont pas correctement gérés. La prévention des infections liées aux drains repose sur des soins rigoureux et une surveillance attentive.

L'aide-soignant doit **vérifier régulièrement l'état du drain**, en surveillant la quantité et la nature des liquides drainés. Un changement soudain de la couleur (passage d'un liquide clair à un liquide purulent) ou une augmentation soudaine de la quantité de liquide peut indiquer une infection. Il est également crucial de maintenir la zone autour du site d'insertion du drain propre et sèche, en changeant les pansements si nécessaire. Comme pour les cathéters, toute manipulation du drain doit être réalisée avec des gants stériles et en respectant des techniques d'asepsie rigoureuses.

Le **circuit de drainage** doit être maintenu fermé et hermétique, pour éviter que des bactéries extérieures n'y pénètrent. Si un changement ou une manipulation du drain est nécessaire, cela doit être fait dans des conditions stériles. Comme pour les cathéters urinaires, le dispositif de drainage doit être placé en dessous du niveau du site opératoire pour permettre un écoulement efficace et éviter les reflux.

4. Surveillance et hygiène des mains :

Une des méthodes les plus simples et les plus efficaces pour réduire les infections associées aux soins est le **lavage des mains**. L'aide-soignant doit se laver les mains ou utiliser une solution hydroalcoolique avant et après tout contact avec le patient, et particulièrement avant de manipuler des dispositifs invasifs comme des cathéters ou des drains. Le lavage des mains doit être systématique avant d'entrer dans une zone de soins et après chaque manipulation de dispositifs médicaux.

L'aide-soignant joue également un rôle dans l'**éducation du patient**. Il peut expliquer au patient comment éviter de toucher ou de manipuler les dispositifs médicaux, comme les cathéters ou les drains, et l'informer sur les signes d'infection à surveiller. Cette éducation permet au patient de participer activement à la prévention des infections et d'alerter plus rapidement en cas de complication.

5. Surveillance des infections :

Enfin, la **surveillance active** des infections liées aux soins est indispensable. L'aide-soignant doit signaler immédiatement tout signe précoce d'infection, qu'il s'agisse d'une rougeur, d'une douleur accrue, d'un écoulement inhabituel ou d'une fièvre inexpliquée. En travaillant en étroite collaboration avec l'équipe infirmière et les médecins, il contribue à la mise en place d'une prise en charge rapide et efficace des infections, limitant ainsi leur propagation et leurs conséquences.

Chapitre 5

Les Situations Particulières et les Soins Spécifiques

- **La prise en charge des patients polytraumatisés ou en état critique**

  o Approche spécifique aux soins intensifs en chirurgie.

L'approche spécifique aux soins intensifs en chirurgie repose sur des principes de surveillance accrue, de réactivité immédiate et de prise en charge multidisciplinaire pour garantir la sécurité et la stabilisation des patients qui présentent des conditions complexes et potentiellement instables. Ces soins sont destinés aux patients qui viennent de subir une intervention chirurgicale majeure ou qui présentent des complications postopératoires nécessitant une surveillance continue et des soins intensifs pour prévenir ou gérer des défaillances organiques.

Les patients en soins intensifs chirurgicaux sont souvent dans un état critique et vulnérable, ce qui demande une prise en charge hautement spécialisée, à la fois technique et humaine. L'aide-soignant, en collaboration étroite avec les infirmiers, les anesthésistes, les chirurgiens et d'autres professionnels de santé, joue un rôle clé dans le suivi quotidien et le soutien aux patients, en garantissant que les soins sont effectués avec précision et vigilance.

1. Surveillance rapprochée des paramètres vitaux :

L'une des caractéristiques principales des soins intensifs est la **surveillance continue des paramètres vitaux**. Les patients en post-opératoire immédiat ou souffrant de complications chirurgicales nécessitent un suivi constant de leur fréquence cardiaque, leur tension artérielle, leur fréquence respiratoire et leur saturation en oxygène. Tout changement dans ces paramètres peut indiquer une dégradation de l'état du patient et doit être immédiatement signalé à l'équipe médicale.

L'aide-soignant, en collaboration avec les infirmiers, est responsable de **vérifier régulièrement ces paramètres** à l'aide de moniteurs et d'appareils de surveillance. Par exemple, une baisse soudaine de la pression artérielle peut indiquer une hémorragie interne ou un choc septique, tandis qu'une désaturation en oxygène peut suggérer une complication respiratoire, telle qu'une embolie pulmonaire ou une pneumonie. Cette surveillance rigoureuse permet de réagir rapidement à tout signe de décompensation et de mettre en place les mesures nécessaires pour stabiliser le patient.

2. Gestion des dispositifs médicaux complexes :

Les patients en soins intensifs chirurgicaux sont souvent équipés de **dispositifs médicaux complexes** qui nécessitent une gestion attentive. Cela inclut des cathéters centraux, des sondes gastriques, des drains chirurgicaux, des perfusions intraveineuses multiples ou des appareils de ventilation assistée. L'aide-soignant a pour mission de vérifier régulièrement ces dispositifs, en s'assurant qu'ils fonctionnent correctement et qu'il n'y a aucune complication liée à leur usage, comme une infection ou un déplacement.

Les **cathéters veineux centraux** et les dispositifs de surveillance hémodynamique, par exemple, doivent être manipulés avec une extrême précaution, car toute infection ou mauvaise manipulation peut entraîner des complications graves. Les perfusions intraveineuses, souvent utilisées pour administrer des médicaments, des fluides et des nutriments, doivent être surveillées pour garantir que les débits sont corrects et que les poches de perfusion sont changées en temps voulu. L'aide-soignant doit également surveiller l'état des pansements et s'assurer que les sites d'insertion des cathéters ou des drains sont propres et exempts de signes d'infection.

3. Prévention des complications postopératoires :

L'un des objectifs majeurs des soins intensifs en chirurgie est la **prévention des complications postopératoires**, qui peuvent inclure des infections, des hémorragies, des thromboses, des insuffisances respiratoires ou des défaillances d'organes. Ces complications sont souvent imprévisibles et peuvent évoluer rapidement, d'où l'importance d'une vigilance constante.

L'aide-soignant contribue activement à la prévention de ces complications par diverses actions. Par exemple, pour prévenir les **infections** liées aux dispositifs médicaux, il veille à ce que toutes les procédures d'asepsie soient strictement respectées, que ce soit lors de la manipulation des cathéters, des drains ou des sondes. Il participe également à la prévention des **thromboses veineuses profondes** en aidant à la mobilisation précoce des patients lorsque cela est possible, ou en appliquant des bas de contention et en encourageant l'utilisation de dispositifs de compression pneumatique intermittente pour améliorer la circulation sanguine.

La **prévention des complications respiratoires** est également une priorité dans les soins intensifs. Après une anesthésie générale ou une chirurgie lourde, les patients sont souvent à risque de développer des complications respiratoires comme l'atélectasie (affaissement partiel des poumons) ou la pneumonie. L'aide-soignant aide le patient à effectuer des exercices de respiration profonde ou d'utilisation de spiromètres incitatifs pour maintenir une bonne expansion pulmonaire et prévenir la stase des sécrétions dans les poumons. Chez les patients intubés ou sous ventilation assistée, il surveille l'appareil de ventilation pour s'assurer que les réglages sont adéquats et que les voies respiratoires restent dégagées.

4. Gestion de la douleur et confort du patient :

La **gestion de la douleur** est un autre aspect fondamental des soins intensifs en chirurgie. Les patients qui ont subi une intervention chirurgicale majeure souffrent souvent de douleurs post-opératoires intenses, qui peuvent affecter leur rétablissement. Une douleur mal contrôlée peut entraîner un stress physiologique supplémentaire, interférer avec la respiration, augmenter le risque de complications cardiovasculaires, et ralentir la guérison.

L'aide-soignant joue un rôle important dans l'évaluation et la gestion de la douleur en observant le comportement du patient et en utilisant des échelles d'évaluation de la douleur. Il s'assure que les traitements analgésiques prescrits sont administrés régulièrement et dans les bonnes conditions. Outre les médicaments, des **techniques non-médicamenteuses**de gestion de la douleur, comme le repositionnement du patient, l'application de chaleur ou de froid, ou la relaxation, peuvent également être mises en place pour améliorer le confort du patient.

5. Communication avec le patient et la famille :

La **communication** est un élément central dans la prise en charge en soins intensifs, où les patients peuvent être particulièrement anxieux et vulnérables. L'aide-soignant doit non seulement surveiller l'état physique du patient, mais aussi être attentif à son bien-être émotionnel et psychologique. Les patients en soins intensifs sont souvent confrontés à des situations stressantes, et il est important de leur offrir un soutien moral en plus des soins médicaux.

Lorsque le patient est conscient et capable de communiquer, l'aide-soignant peut répondre à ses questions, expliquer les soins qui lui sont prodigués, et l'aider à comprendre ce qui se passe autour de lui. La **famille** joue également un rôle crucial dans le soutien du patient, et l'aide-soignant peut servir de lien entre l'équipe médicale et les proches, en répondant à leurs questions et en leur offrant des explications claires sur l'état de santé du patient.

6. Collaboration multidisciplinaire :

Les soins intensifs en chirurgie reposent sur une **collaboration étroite et multidisciplinaire** entre les différents membres de l'équipe de soins, incluant chirurgiens, anesthésistes, infirmiers spécialisés, kinésithérapeutes, et aides-soignants. Chaque membre de l'équipe a un rôle complémentaire dans la prise en charge du patient, et l'aide-soignant est souvent le premier à observer les changements subtils dans l'état du patient, qui peuvent nécessiter une intervention immédiate. Il doit donc être capable de communiquer efficacement avec les autres soignants, de signaler tout signe d'alarme et de participer activement aux décisions de soins.

    o   Gestion des plaies complexes, des fractures multiples et des polytraumatismes.

La **gestion des plaies complexes, des fractures multiples et des polytraumatismes** est un domaine exigeant de la prise en charge des patients, qui demande une expertise particulière, une coordination étroite entre les différents acteurs de soins et une vigilance constante. Ces situations, fréquentes en traumatologie ou en chirurgie orthopédique, nécessitent des soins intensifs et spécialisés pour prévenir les complications, favoriser une guérison optimale et assurer le confort du patient tout au long de son rétablissement. L'aide-soignant, en lien direct avec les infirmiers, les chirurgiens et les kinésithérapeutes, joue un rôle clé dans le suivi quotidien de ces patients, en veillant à l'intégrité des plaies, à la mobilisation progressive et à la surveillance des signes de complications.

1. Gestion des plaies complexes :

Les **plaies complexes** incluent les plaies chirurgicales difficiles, les plaies chroniques, les plaies traumatiques étendues, et les plaies qui cicatrisent mal en raison de conditions sous-jacentes, comme le diabète ou des troubles vasculaires. Leur prise en charge requiert des soins attentifs, précis et continus pour éviter les infections, favoriser la cicatrisation et minimiser les douleurs.

La première étape de la gestion des plaies complexes est l'**évaluation approfondie** de la plaie. L'aide-soignant, en collaboration avec les infirmiers, surveille l'état de la plaie à chaque changement de pansement. Il observe la couleur de la plaie, la quantité et la nature des exsudats, ainsi que l'état des tissus environnants. Une plaie complexe peut présenter des zones de nécrose, des tissus dévitalisés, ou des signes d'infection, tels qu'une rougeur, une chaleur locale ou un écoulement purulent. Ces signes doivent être signalés rapidement à l'équipe soignante pour qu'une prise en charge adaptée soit mise en place, comme l'administration d'antibiotiques ou un débridement de la plaie.

L'un des aspects les plus importants de la gestion des plaies complexes est le **choix du pansement**. Il existe différents types de pansements, adaptés à la nature et au stade de la plaie. Par exemple, des pansements hydrocolloïdes ou hydrogels peuvent être utilisés pour maintenir un environnement humide favorable à la cicatrisation, tandis que des pansements antiseptiques à l'argent sont recommandés pour les plaies infectées. L'aide-soignant participe à la pose de ces pansements en respectant strictement les techniques d'asepsie pour éviter toute contamination. Il doit également veiller à ce que le pansement reste en place, soit propre et soit changé régulièrement selon les recommandations médicales.

Pour les **plaies avec drains** ou celles nécessitant des dispositifs de traitement par pression négative, l'aide-soignant doit être particulièrement attentif à l'intégrité des dispositifs, au bon écoulement des sécrétions et à la fixation correcte du matériel. Les dispositifs de pression négative, par exemple, permettent de stimuler la cicatrisation en créant une succion continue qui élimine les exsudats et favorise la formation de nouveaux tissus. L'aide-soignant surveille régulièrement le dispositif pour s'assurer qu'il fonctionne correctement et signale tout problème au personnel infirmier.

2. Gestion des fractures multiples :

Les **fractures multiples**, qui surviennent souvent après un accident grave ou une chute, exigent une approche multidisciplinaire pour garantir une immobilisation adéquate, une réduction correcte des fractures et la prévention des complications telles que les infections, les embolies ou les défaillances organiques. L'aide-soignant joue un rôle crucial dans le soutien quotidien du patient, en contribuant à la gestion de la douleur, à la mobilisation progressive et à la surveillance des dispositifs d'immobilisation, comme les plâtres, les attelles ou les fixateurs externes.

La première étape dans la prise en charge des fractures multiples est l'**immobilisation** des segments fracturés. L'aide-soignant doit veiller à ce que les plâtres ou attelles soient correctement ajustés et qu'ils ne provoquent pas de gêne ou de douleur excessive pour le patient. Une mauvaise installation ou un mauvais ajustement des dispositifs d'immobilisation peut entraîner des complications, telles que des compressions nerveuses, des escarres, ou des troubles circulatoires. L'aide-soignant doit vérifier régulièrement que les extrémités (mains, pieds) ne présentent pas de signes de compression, comme une cyanose, un œdème ou un engourdissement, et signaler toute anomalie à l'équipe médicale.

Un autre aspect essentiel de la gestion des fractures multiples est la **prévention des complications liées à l'immobilisation**, telles que les escarres ou les thromboses veineuses profondes. L'aide-soignant doit encourager les exercices de mobilisation passive ou active des membres non fracturés et, si l'état du patient le permet, favoriser une mobilisation précoce pour stimuler la circulation sanguine et prévenir les complications liées à l'immobilité. L'application de bas de contention et l'utilisation de dispositifs de compression pneumatique intermittente sont également des mesures efficaces pour réduire le risque de thrombose.

La **gestion de la douleur** est particulièrement importante chez les patients atteints de fractures multiples. Ces patients peuvent ressentir une douleur intense et prolongée, nécessitant une prise en charge multidimensionnelle. L'aide-soignant participe à l'évaluation régulière de la douleur, en utilisant des échelles d'évaluation et en observant les signes de douleur non verbale. Il veille à ce que les traitements antalgiques soient administrés selon les prescriptions médicales, et propose des techniques non pharmacologiques, telles que des changements de position, l'application de glace (dans les premières phases) ou des méthodes de relaxation.

3. Gestion des polytraumatismes :

Les **polytraumatismes** sont des situations dans lesquelles le patient présente plusieurs lésions graves, souvent après un accident ou un traumatisme majeur, affectant différents systèmes du corps (musculosquelettique, cardiovasculaire, respiratoire, etc.). La gestion des polytraumatismes est extrêmement complexe, car elle nécessite une stabilisation rapide, une surveillance intensive et une prise en charge globale des différentes lésions.

Dans les cas de polytraumatismes, l'objectif principal est de **stabiliser le patient** et de prévenir l'aggravation des lésions existantes. L'aide-soignant, au sein de l'équipe de soins intensifs ou de réanimation, surveille de près les paramètres vitaux du patient, en particulier la fréquence cardiaque, la saturation en oxygène, la tension artérielle et la respiration. Il est essentiel de repérer rapidement tout signe de décompensation, comme une chute de la pression artérielle ou une détresse respiratoire, qui pourrait indiquer une hémorragie interne, une embolie pulmonaire ou une insuffisance respiratoire.

La prise en charge des polytraumatismes implique également une **surveillance étroite des dispositifs médicaux**, tels que les drains, les sondes et les cathéters. Ces dispositifs sont souvent nécessaires pour maintenir la stabilité hémodynamique, drainer les fluides ou administrer des traitements intraveineux, mais ils doivent être surveillés régulièrement pour éviter les complications, comme les infections ou les blocages. L'aide-soignant, en lien avec les infirmiers et les médecins, s'assure que ces dispositifs fonctionnent correctement et alerte immédiatement l'équipe soignante en cas d'anomalie.

La **mobilisation progressive** des patients polytraumatisés est également un défi important. Après la phase de stabilisation, la rééducation et la mobilisation doivent être adaptées à chaque patient en fonction de la gravité de ses blessures. L'aide-soignant, en collaboration avec les kinésithérapeutes, aide le patient à effectuer des mouvements progressifs pour prévenir les complications liées à l'immobilité, tout en respectant les limites imposées par les fractures, les lésions musculaires ou les blessures internes.

4. Communication et soutien psychologique :

Enfin, il est important de souligner l'importance du **soutien psychologique** et de la **communication** dans la prise en charge des plaies complexes, des fractures multiples et des polytraumatismes. Ces situations traumatisantes sont souvent sources de stress, d'anxiété et de détresse pour les patients, qui doivent faire face à des douleurs intenses, à des limitations physiques soudaines et à une incertitude quant à leur rétablissement. L'aide-soignant joue un rôle clé en offrant une écoute attentive et un soutien moral aux patients et à leurs familles, en expliquant les soins qui sont prodigués, et en les rassurant sur les étapes de leur rétablissement.

- **Les soins à apporter aux patients vulnérables : pédiatrie, gériatrie et handicap**

  o Adapter les soins chirurgicaux aux enfants : particularités et approche psychologique.

Adapter les soins chirurgicaux aux enfants est un exercice délicat qui nécessite de prendre en compte à la fois les **particularités physiologiques** et les **besoins psychologiques** des jeunes patients. Les enfants, en fonction de leur âge, de leur développement et de leur compréhension, réagissent différemment aux interventions chirurgicales et aux soins post-opératoires. L'aide-soignant, aux côtés de l'équipe médicale, joue un rôle crucial dans cette prise en charge, en veillant à ce que les soins soient adaptés et que l'enfant soit entouré d'une atmosphère sécurisante et bienveillante. L'approche spécifique à la chirurgie pédiatrique requiert une attention particulière aux besoins physiques et émotionnels des enfants, tout en incluant activement les parents dans le processus de soins.

1. Particularités physiologiques des enfants en chirurgie :

Les enfants ne sont pas des « petits adultes » ; ils présentent des **caractéristiques physiologiques** uniques qui doivent être prises en compte lors d'une intervention chirurgicale. Leur système immunitaire, leur fonction cardiaque, leur métabolisme et leur capacité à réguler la température diffèrent des adultes, ce qui nécessite des ajustements dans les techniques chirurgicales, les doses médicamenteuses et la surveillance post-opératoire.

L'un des principaux aspects à considérer est la **fragilité physiologique** des enfants, en particulier des nourrissons et des jeunes enfants. Par exemple, les enfants sont plus vulnérables à l'hypothermie pendant et après une chirurgie, car leur système de thermorégulation est immature. Il est donc essentiel de maintenir une température ambiante adéquate dans le bloc opératoire et de réchauffer l'enfant pendant et après l'intervention à l'aide de couvertures chauffantes ou de dispositifs de réchauffement actifs.

En matière d'anesthésie, les enfants nécessitent des ajustements précis des doses en fonction de leur poids, de leur âge et de leur état général. Ils ont également des voies respiratoires plus étroites et une ventilation pulmonaire différente, ce qui demande une attention particulière pendant l'anesthésie générale. L'aide-soignant, en collaboration avec l'infirmier anesthésiste, doit veiller à ce que l'enfant soit correctement installé et surveillé pour éviter les complications respiratoires.

La gestion de la douleur est un autre aspect crucial dans la prise en charge chirurgicale des enfants. Les enfants ont souvent des difficultés à exprimer leur douleur avec des mots, surtout lorsqu'ils sont très jeunes. L'aide-soignant doit utiliser des outils adaptés pour évaluer la douleur, comme des échelles visuelles, des dessins ou des expressions faciales. Il est essentiel de rester attentif aux **signes non verbaux** de la douleur, tels que les pleurs, l'agitation, ou encore le refus de bouger. Une prise en charge rapide de la douleur, avec des doses analgésiques adaptées à l'âge et au poids de l'enfant, permet non seulement de soulager son inconfort, mais aussi de favoriser un rétablissement plus rapide.

Les soins postopératoires, tels que la gestion des perfusions, des drains ou des pansements, doivent également être adaptés à la **petite taille** et à la **sensibilité cutanée** des enfants. Par exemple, le choix des pansements doit tenir compte de la fragilité de la peau, et les dispositifs médicaux doivent être sécurisés avec un minimum de contraintes pour l'enfant, afin qu'il ne se sente pas entravé et ne les arrache pas par accident.

2. Approche psychologique et relationnelle adaptée à l'enfant :

L'**approche psychologique** est tout aussi importante que la prise en charge médicale en chirurgie pédiatrique. Les enfants, en fonction de leur âge et de leur développement cognitif, perçoivent différemment l'hôpital, la douleur et la séparation de leur famille. Il est donc essentiel de créer un environnement rassurant pour diminuer leur anxiété et favoriser leur collaboration tout au long de la prise en charge.

Le **langage** utilisé avec l'enfant doit être simple et adapté à son âge. Par exemple, il est inutile de lui expliquer les détails techniques d'une opération, mais il est important de lui dire ce qui va se passer, en utilisant des mots qu'il peut comprendre et en expliquant les soins de manière douce. L'aide-soignant peut, par exemple, décrire les procédures en termes d'« exploration » ou de « petits soins » pour ne pas effrayer l'enfant. L'humour, les jeux de rôle ou les métaphores simples (comme dire que le masque d'anesthésie ressemble à un masque de super-héros) sont souvent efficaces pour dédramatiser les soins.

L'un des éléments les plus stressants pour l'enfant est la **séparation de ses parents** au moment de l'opération. Cette séparation peut provoquer de l'anxiété, voire des pleurs ou de l'agitation. L'aide-soignant peut atténuer ce stress en permettant à l'enfant de garder un objet familier, comme une peluche ou une couverture, qui lui offre un sentiment de sécurité. La présence rassurante des parents avant et après l'opération est également cruciale. En postopératoire, dès que cela est possible, le retour des parents au chevet de l'enfant est recommandé pour favoriser un rétablissement plus apaisé. Le rôle de l'aide-soignant est alors de **faciliter cette transition** et de soutenir l'enfant en l'aidant à se sentir en sécurité jusqu'à ce qu'il retrouve ses parents.

Il est également essentiel de comprendre que chaque enfant réagit différemment face à la douleur ou à l'anxiété. Certains enfants, en particulier les plus jeunes, peuvent devenir très agités et résister aux soins, tandis que d'autres se renferment sur eux-mêmes. L'aide-soignant doit faire preuve de patience et d'adaptabilité, en utilisant des techniques de distraction, comme le jeu, les histoires ou la musique, pour détourner l'attention de l'enfant des soins ou de la douleur. Par exemple, dessiner avec l'enfant ou utiliser des tablettes avec des jeux interactifs peuvent être des moyens efficaces pour capter son attention et l'aider à surmonter les moments difficiles.

Les parents jouent un rôle clé dans la **gestion du stress émotionnel** de l'enfant. Il est important de les inclure dans la prise en charge en les informant clairement de chaque étape des soins et en les rassurant sur l'évolution de leur enfant. L'aide-soignant peut les encourager à participer aux soins simples, comme donner à boire ou calmer leur enfant, afin de renforcer le lien familial et de rassurer l'enfant.

3. Gestion de la douleur et confort :

La **gestion de la douleur** chez les enfants doit être une priorité, non seulement pour améliorer leur confort, mais aussi pour éviter que la douleur ne devienne une source de peur ou d'anxiété prolongée. Une douleur mal contrôlée peut laisser des traces émotionnelles chez l'enfant, ce qui peut le rendre réticent à de futurs soins médicaux. L'aide-soignant doit s'assurer que les analgésiques prescrits sont administrés régulièrement et que la douleur est bien contrôlée.

Outre les traitements médicamenteux, des **techniques non-pharmacologiques** peuvent être très efficaces pour soulager la douleur chez les enfants. Le **jeu**, la **distraction** (comme regarder des dessins animés ou écouter de la musique), ou encore les **méthodes de relaxation** adaptées à l'âge sont autant de moyens pour aider l'enfant à mieux supporter les moments douloureux ou stressants. L'aide-soignant peut également proposer des techniques comme la respiration contrôlée pour les enfants plus âgés, ou des massages légers pour apaiser les tensions musculaires.

4. Suivi et récupération postopératoire :

Enfin, l'aide-soignant joue un rôle crucial dans la phase de **récupération postopératoire**. Les enfants ont souvent une capacité de guérison plus rapide que les adultes, mais ils ont aussi besoin d'un accompagnement particulier pour comprendre les soins qui leur sont prodigués et pour les encourager à reprendre leurs activités quotidiennes en douceur. L'aide-soignant veille à la bonne hydratation, à la reprise progressive de l'alimentation et à la mobilisation adaptée en fonction de l'intervention subie. Il encourage également les parents à participer activement à cette phase de rétablissement, en soutenant leur enfant dans les premiers pas de sa récupération.

o   Les soins chirurgicaux pour les personnes âgées : prévention des escarres, gestion de la fragilité.
Les **soins chirurgicaux pour les personnes âgées** demandent une attention particulière en raison de leur vulnérabilité accrue et des risques spécifiques liés à l'âge, notamment la **prévention des escarres** et la **gestion de la fragilité**. En vieillissant, le corps

devient plus fragile, la récupération après une intervention chirurgicale est souvent plus longue, et les risques de complications, tels que les infections, les escarres et la perte de mobilité, augmentent. L'aide-soignant joue un rôle central dans la prise en charge de ces patients, en veillant à minimiser les risques et à favoriser un rétablissement optimal tout en tenant compte des particularités liées au vieillissement.

1. Prévention des escarres :

Les escarres, ou ulcères de pression, représentent un danger majeur pour les personnes âgées hospitalisées, en particulier après une intervention chirurgicale. Avec l'âge, la peau devient plus fine, moins élastique et plus vulnérable aux frottements et à la pression, en raison de la réduction de la circulation sanguine dans les tissus. En outre, les patients âgés sont souvent moins mobiles après une chirurgie, ce qui augmente le risque de formation d'escarres. Une surveillance continue et des mesures préventives sont donc indispensables pour protéger ces patients.

La **mobilisation régulière** du patient est l'un des moyens les plus efficaces de prévenir les escarres. L'aide-soignant doit veiller à changer la position du patient régulièrement, idéalement toutes les deux heures, afin de soulager les points de pression qui peuvent se former sur des zones sensibles, comme le sacrum, les talons, les coudes ou les hanches. Ces changements de position doivent être effectués avec douceur, en évitant les frottements ou les tractions excessives sur la peau fragile du patient. Pour cela, des dispositifs comme des **coussins de soutien** ou des **matelas spéciaux anti-escarres**sont très utiles. Ces matelas à pression alternée ou mousse viscoélastique répartissent la pression de manière uniforme, réduisant ainsi le risque de lésions cutanées.

Il est également important d'adopter une **surveillance régulière de l'état de la peau**. L'aide-soignant doit vérifier fréquemment les zones à risque pour détecter les premiers signes d'escarres, comme une rougeur persistante, une chaleur locale, ou une perte de sensibilité. En cas de rougeur qui ne disparaît pas après une pression légère, il faut immédiatement adapter les soins et signaler l'évolution à l'équipe infirmière pour une prise en charge rapide.

L'**hydratation cutanée** est également essentielle pour prévenir les escarres. Les personnes âgées ont souvent la peau sèche et fragilisée, ce qui augmente les risques de fissures et de lésions. L'aide-soignant doit donc veiller à maintenir la peau du patient bien hydratée en appliquant régulièrement des crèmes hydratantes adaptées, tout en évitant de masser trop vigoureusement les zones à risque, car cela pourrait endommager les tissus.

Enfin, une **bonne alimentation** joue un rôle clé dans la prévention des escarres. Les personnes âgées, en particulier celles en convalescence après une intervention chirurgicale, ont souvent un appétit réduit, mais il est essentiel qu'elles reçoivent une nutrition adéquate pour favoriser la cicatrisation et maintenir l'intégrité des tissus. Une alimentation riche en protéines, en vitamines et en minéraux, ainsi qu'une bonne hydratation, sont indispensables pour soutenir la guérison et prévenir les complications liées à l'immobilité et à la fragilité cutanée.

2. Gestion de la fragilité :

La **fragilité** est une caractéristique souvent observée chez les personnes âgées, et elle se manifeste par une réduction des réserves physiologiques et une vulnérabilité accrue aux facteurs de stress, comme la chirurgie. Les patients fragiles récupèrent plus lentement, présentent un risque plus élevé de complications, et sont plus susceptibles de perdre leur autonomie après une intervention chirurgicale. La gestion de cette fragilité repose sur une approche globale qui inclut des soins personnalisés, une surveillance attentive et des mesures visant à préserver l'autonomie du patient.

L'un des principaux objectifs dans la gestion de la fragilité est de favoriser une **mobilisation précoce**. Après une intervention chirurgicale, il est tentant de garder les patients alités pour les protéger, mais cela peut aggraver leur fragilité en réduisant leur force musculaire et en augmentant le risque de complications comme les thromboses veineuses, les infections respiratoires ou les escarres. L'aide-soignant, en collaboration avec les kinésithérapeutes, doit encourager les patients à se mobiliser dès que leur état le permet, même si cela signifie simplement les aider à s'asseoir au bord du lit ou à faire quelques pas dans leur chambre.

La **mobilisation progressive** permet de stimuler la circulation sanguine, de renforcer les muscles et de prévenir les effets néfastes de l'immobilité. Il est important de respecter le rythme du patient et de l'accompagner dans cette reprise de mouvement avec bienveillance, en lui offrant un soutien physique et moral. Pour les patients très fragiles, l'utilisation d'aides à la marche, comme les déambulateurs ou les cannes, peut être nécessaire pour assurer leur sécurité et prévenir les chutes.

La gestion de la fragilité passe également par une attention particulière à l'**alimentation** et à l'**hydratation** du patient. Les patients âgés sont souvent sujets à la dénutrition, un facteur qui aggrave leur fragilité. L'aide-soignant doit surveiller de près l'alimentation du patient et signaler tout refus alimentaire ou perte d'appétit prolongée. Si nécessaire, des compléments alimentaires peuvent être prescrits pour combler les carences nutritionnelles et accélérer la récupération. De plus, une hydratation insuffisante peut aggraver la fragilité en augmentant le risque de confusion, d'infections urinaires et de complications rénales.

Un autre aspect fondamental de la gestion de la fragilité est la **prévention des chutes**. Les personnes âgées ont un risque accru de chutes en raison de leur instabilité, de la faiblesse musculaire et des troubles de l'équilibre qui peuvent s'aggraver après une chirurgie. L'aide-soignant doit veiller à sécuriser l'environnement du patient en s'assurant que sa chambre est bien rangée, qu'il n'y a pas d'obstacles, et que des barres de soutien ou des dispositifs d'aide à la mobilité sont disponibles si nécessaire. Une surveillance attentive est essentielle pour éviter les accidents, en particulier lorsque le patient commence à reprendre sa mobilité.

La **gestion de la douleur** est également essentielle chez les personnes âgées après une chirurgie, car la douleur non traitée peut réduire leur motivation à se mobiliser, affecter leur appétit et nuire à leur rétablissement général. Cependant, la gestion de la douleur chez les personnes âgées doit être réalisée avec précaution, car elles sont souvent plus sensibles aux effets secondaires des médicaments. L'aide-soignant doit surveiller attentivement les réactions du patient aux traitements antalgiques et signaler tout effet indésirable, comme la somnolence excessive ou la confusion.

3. Soutien psychologique et social :

Enfin, il ne faut pas négliger l'importance du **soutien psychologique et social** dans la prise en charge des personnes âgées après une intervention chirurgicale. L'hospitalisation et la chirurgie peuvent être des événements stressants, suscitant de l'anxiété et de la confusion, surtout chez les patients atteints de troubles cognitifs ou de démence. L'aide-soignant doit faire preuve de patience, d'écoute et d'empathie pour aider le patient à comprendre ce qui se passe et à se sentir en sécurité.

Il est également essentiel de maintenir un lien avec la **famille**, car la présence des proches peut avoir un impact significatif sur le moral et la motivation du patient. L'aide-soignant peut faciliter cette communication en tenant la famille informée de l'évolution de l'état du patient et en les encourageant à participer à la prise en charge, lorsque cela est possible. La dimension humaine et relationnelle des soins est tout aussi importante que les aspects techniques, en particulier chez les patients âgés, qui peuvent se sentir isolés ou déstabilisés par leur hospitalisation.

- L'accompagnement des personnes en situation de handicap dans le processus chirurgical.

L'accompagnement des personnes en situation de handicap dans le processus chirurgical est une démarche délicate et exigeante, qui requiert une approche individualisée, empathique et multidisciplinaire. Ces patients, qu'ils aient un handicap physique, sensoriel, mental ou psychique, présentent des besoins spécifiques tant sur le plan médical que psychologique. L'aide-soignant joue un rôle essentiel dans cette prise en charge, en collaborant avec l'équipe médicale pour assurer que les soins sont adaptés à chaque patient et que son parcours chirurgical se déroule dans les meilleures conditions possibles. Cet accompagnement va au-delà des soins techniques ; il implique également une dimension relationnelle et humaine, visant à rassurer, soutenir et respecter la personne dans son intégrité.

1. Prendre en compte les besoins spécifiques :

L'un des premiers aspects à considérer est la **nature du handicap** et ses implications sur le plan chirurgical. Chaque type de handicap impose des adaptations spécifiques en termes de communication, de soins, de gestion de la douleur et de récupération postopératoire. Il est donc essentiel que l'aide-soignant et l'ensemble de l'équipe soignante soient informés des particularités du patient afin de personnaliser leur prise en charge.

Pour les patients ayant un **handicap physique**, comme une mobilité réduite ou une paralysie, l'accompagnement se concentre souvent sur la **mobilisation et le positionnement**. Ces patients peuvent nécessiter des équipements spécifiques, tels que des lève-personnes, des fauteuils adaptés ou des supports orthopédiques pour être correctement installés et manipulés sans douleur ni gêne. L'aide-soignant doit s'assurer que les transferts se font en toute sécurité, que les zones de pression sont protégées pour éviter les escarres, et que la position du patient est régulièrement changée, surtout si l'immobilité est prolongée.

Les patients souffrant de **handicaps sensoriels**, comme une déficience auditive ou visuelle, demandent des ajustements particuliers en matière de **communication** et d'information. Pour un patient malentendant ou sourd, il est important de veiller à ce que les explications concernant l'opération ou les soins soient données de manière visuelle, en utilisant des supports écrits ou des gestes adaptés. Un patient aveugle, quant à lui, peut être rassuré en lui décrivant précisément les gestes que l'on va poser, en lui expliquant où il se trouve et ce qu'il peut attendre à chaque étape. L'aide-soignant joue ici un rôle clé pour garantir que le patient ne se sente pas désorienté ou angoissé par son environnement hospitalier.

Les personnes présentant un **handicap mental ou psychique**, comme la trisomie 21, les troubles du spectre autistique ou la schizophrénie, peuvent avoir des difficultés à comprendre le contexte de l'hospitalisation, les soins qu'elles vont recevoir ou l'intervention chirurgicale elle-même. Il est important d'adopter une approche de **communication simple, claire et rassurante**, en répétant les informations si nécessaire, en utilisant des mots accessibles et en évitant les termes techniques. La routine, la constance dans les gestes et les visages familiers peuvent aider à apaiser l'anxiété de ces patients. L'aide-soignant peut aussi utiliser des techniques de **distraction** ou des objets familiers (comme des jouets ou des peluches pour les patients plus jeunes) pour les aider à tolérer les soins ou à réduire leur stress.

2. Respecter l'autonomie et la participation du patient :

L'un des principes fondamentaux de l'accompagnement des personnes en situation de handicap est le respect de leur **autonomie** et de leur **dignité**. Même si le patient présente un handicap, il est important de l'impliquer autant que possible dans son processus de soins, en respectant ses capacités et ses préférences. Par exemple, un patient en fauteuil roulant peut être capable de se déplacer seul sur de courtes distances ou d'effectuer certains soins d'hygiène personnelle. L'aide-soignant doit donc encourager cette autonomie et adapter les soins de manière à compléter ce que le patient ne peut pas faire par lui-même.

La **communication avec le patient** doit toujours être au centre de la relation de soin. Il est essentiel de ne pas présumer des capacités du patient sans avoir vérifié son niveau de compréhension ou ses préférences. Le dialogue est important pour établir un **climat de confiance** et pour que le patient se sente écouté et respecté. Même si le patient ne peut pas verbaliser ses besoins ou ses douleurs, des outils spécifiques, comme des tableaux de communication visuelle, des pictogrammes ou des gestes, peuvent être utilisés pour faciliter cet échange.

De plus, la **participation de la famille ou des aidants** est souvent essentielle dans le cadre des soins chirurgicaux pour les personnes en situation de handicap. Les aidants jouent un rôle clé dans la prise en charge quotidienne de ces patients et peuvent apporter des informations précieuses sur leurs besoins spécifiques, leur tolérance à la douleur, ou les techniques qui fonctionnent le mieux pour les rassurer. En période postopératoire, leur présence peut également être déterminante pour faciliter la récupération et le retour à un état de confort. L'aide-soignant doit donc encourager la collaboration avec la famille, tout en s'assurant que les informations médicales sont bien comprises et partagées.

3. Gestion de la douleur et soins postopératoires :

La **gestion de la douleur** chez les personnes en situation de handicap peut être complexe, surtout chez celles qui ont des difficultés à s'exprimer. L'aide-soignant doit être particulièrement attentif aux **signes non verbaux** de douleur ou de malaise, tels que l'agitation, les grimaces, les pleurs ou les changements d'attitude. Des échelles spécifiques d'évaluation de la douleur, adaptées aux personnes ayant des troubles cognitifs ou de communication, doivent être utilisées pour s'assurer que la douleur est bien gérée.

L'administration des analgésiques doit être ajustée en fonction de l'état général du patient et de ses besoins spécifiques. Les personnes en situation de handicap peuvent parfois réagir différemment aux médicaments, en raison de troubles métaboliques ou neurologiques sous-jacents, et nécessitent donc une surveillance étroite. L'aide-soignant peut contribuer à évaluer l'efficacité des traitements en observant l'évolution de l'état du patient, sa capacité à se détendre, à se mobiliser ou à tolérer les soins.

Le **suivi postopératoire** est une phase délicate, surtout chez les patients souffrant de troubles cognitifs ou de handicaps physiques sévères. La reprise de la mobilité et la gestion des dispositifs médicaux, comme les sondes, les drains ou les pansements, doivent être effectuées avec soin et patience. Certains patients peuvent être réticents aux soins en raison de la douleur ou de la peur, et il est crucial que l'aide-soignant adapte son approche en conséquence. Des techniques de **distraction**, comme l'utilisation de musique, de jeux ou d'histoires, peuvent aider à détourner l'attention du patient pendant les soins postopératoires.

4. Préparation du retour à domicile et rééducation :

La dernière étape de l'accompagnement des personnes en situation de handicap dans le processus chirurgical concerne la **préparation du retour à domicile** et la **rééducation**. Pour de nombreux patients, l'intervention chirurgicale n'est qu'une étape, et une période de réadaptation ou de soins continus est souvent nécessaire après la sortie de l'hôpital. L'aide-soignant, en lien avec les kinésithérapeutes et les ergothérapeutes, contribue à préparer le patient à retrouver une certaine autonomie, en l'aidant à reprendre progressivement ses activités quotidiennes, comme la marche, l'alimentation ou l'hygiène personnelle.

Dans certains cas, l'environnement du patient doit être adapté pour faciliter son retour à domicile, que ce soit par des **modifications matérielles** (ajout de rampes, barres d'appui, sièges de douche) ou par des **aides techniques**, comme les fauteuils roulants ou les aides à la marche. La coordination avec les services sociaux, les aidants professionnels ou les associations spécialisées peut également être nécessaire pour organiser un accompagnement à domicile.

- **Les chirurgies à haut risque et la préparation aux complications**

  o Chirurgie cardiaque, neurologique, et transplantations : quels soins spécifiques ?

Les soins spécifiques après une chirurgie cardiaque, neurologique et une transplantation reposent sur une prise en charge rigoureuse et multidisciplinaire, adaptée aux particularités de chaque type d'intervention. Ces chirurgies majeures impliquent des risques accrus et nécessitent des soins intensifs pour prévenir les complications post-opératoires, optimiser la récupération du patient et assurer le bon fonctionnement de l'organe ou du système traité. L'aide-soignant joue un rôle clé dans cette phase de soins, en veillant à la surveillance continue des paramètres vitaux, à l'accompagnement psychologique du patient et à la gestion des besoins spécifiques liés à chaque type de chirurgie.

1. Soins spécifiques après chirurgie cardiaque

La **chirurgie cardiaque**, qu'il s'agisse d'un pontage coronarien, de la pose d'un stent ou d'une chirurgie valvulaire, impose des soins post-opératoires extrêmement minutieux. Le cœur étant un organe vital, tout dysfonctionnement après l'intervention peut avoir des conséquences graves. L'objectif principal des soins après une chirurgie cardiaque est de stabiliser les fonctions cardiaques, de prévenir les complications cardiovasculaires et de favoriser la récupération du patient.

L'un des premiers aspects des soins post-chirurgicaux cardiaques est la **surveillance rapprochée des paramètres vitaux**. L'aide-soignant, en collaboration avec l'équipe soignante, doit surveiller la **fréquence cardiaque**, la **pression artérielle**, et la **saturation en oxygène** de manière continue, car toute anomalie peut indiquer une décompensation cardiaque ou une arythmie. Des moniteurs cardiaques sont souvent utilisés pour détecter des troubles du rythme ou une fibrillation auriculaire, des complications fréquentes après une chirurgie cardiaque.

La **gestion des douleurs thoraciques** est également cruciale, car la douleur postopératoire peut être intense et entraver la mobilisation précoce du patient, essentielle pour réduire les risques de complications, comme les embolies pulmonaires ou les infections respiratoires. L'aide-soignant participe à l'administration des traitements antalgiques, tout en surveillant l'apparition de signes atypiques, tels que des douleurs thoraciques persistantes ou irradiantes, qui pourraient indiquer une ischémie ou une autre complication.

La **prévention des complications respiratoires** est un autre point clé des soins après une chirurgie cardiaque. En raison de la proximité du cœur et des poumons, les patients peuvent avoir des difficultés à respirer ou à mobiliser les sécrétions après l'opération. L'aide-soignant encourage les exercices de respiration profonde, comme l'utilisation de spiromètres incitatifs, pour éviter les pneumonies ou l'atélectasie. Il veille également à ce que le patient soit régulièrement mobilisé, en collaboration avec les kinésithérapeutes, pour stimuler la circulation sanguine et prévenir la stase veineuse.

Enfin, la **surveillance du site opératoire** et des drains thoraciques est indispensable pour détecter rapidement des signes d'infection ou une accumulation de liquides dans le thorax. Les drains doivent être soigneusement surveillés pour s'assurer qu'ils fonctionnent correctement, et les changements dans la quantité ou la couleur du liquide drainé doivent être signalés immédiatement.

2. Soins spécifiques après chirurgie neurologique

La **chirurgie neurologique**, qui peut inclure des interventions comme l'ablation de tumeurs cérébrales, le traitement d'anévrismes, ou la chirurgie de la colonne vertébrale, exige une surveillance post-opératoire extrêmement rigoureuse, car toute altération des fonctions neurologiques peut avoir des conséquences graves et irréversibles. Les soins sont principalement axés sur la détection précoce des complications neurologiques et la prévention de l'aggravation des lésions cérébrales ou spinales.

L'une des priorités des soins post-chirurgicaux en neurochirurgie est la **surveillance des fonctions neurologiques**. L'aide-soignant, en lien avec l'équipe infirmière et médicale, doit effectuer des **évaluations neurologiques régulières**, en surveillant l'état de conscience du patient, ses réflexes, sa capacité à bouger ses membres, et sa réaction à la douleur. Tout changement soudain dans l'état neurologique du patient, comme une confusion, une somnolence excessive, une faiblesse musculaire ou une paralysie, peut indiquer une hémorragie cérébrale, un œdème ou une ischémie, et doit être traité en urgence.

La **gestion de la pression intracrânienne (PIC)** est également cruciale après une chirurgie cérébrale. Une élévation de cette pression peut entraîner des lésions cérébrales graves. Les soins incluent donc une position adéquate du patient (tête surélevée à environ 30°), ainsi qu'une surveillance attentive de l'état général pour éviter toute aggravation. L'aide-soignant doit veiller à ce que le patient soit installé confortablement et surveiller les signes d'hypertension intracrânienne, comme des céphalées intenses, des vomissements ou des modifications de la vision.

La **prévention des crises épileptiques** est une autre composante essentielle des soins après une chirurgie neurologique. Certains patients, en fonction du type de chirurgie, peuvent être à risque de convulsions postopératoires. L'aide-soignant doit surveiller les signes avant-coureurs, tels que des tremblements ou des comportements inhabituels, et administrer les traitements antiépileptiques prescrits, tout en observant les effets secondaires de ces médicaments.

La **mobilisation précoce** et la rééducation sont également des aspects importants des soins post-neurochirurgicaux. Les patients peuvent souffrir de faiblesse ou de paralysie partielle après une chirurgie cérébrale ou spinale, et une rééducation adaptée est souvent nécessaire. L'aide-soignant, en collaboration avec les kinésithérapeutes, participe à la mobilisation progressive du patient pour stimuler la récupération neurologique et prévenir les complications liées à l'immobilisation prolongée.

3. Soins spécifiques après transplantation

Les **transplantations d'organes**, qu'il s'agisse de greffes de foie, de reins, de cœur ou de poumons, représentent des interventions lourdes qui nécessitent une surveillance post-opératoire rigoureuse et prolongée. Le succès de la transplantation dépend non seulement de la qualité de la chirurgie, mais aussi de la gestion minutieuse des soins post-greffe, en particulier pour prévenir le rejet de l'organe et les infections.

L'un des principaux aspects des soins après une transplantation est la **surveillance du rejet de l'organe**. Le rejet peut se produire dès les premiers jours suivant l'opération et se manifeste par des symptômes spécifiques en fonction de l'organe greffé. Par exemple, dans le cas d'une transplantation rénale, une diminution de la production d'urine, un gonflement ou une douleur dans la région du rein greffé peuvent indiquer un rejet. L'aide-soignant doit être attentif à ces signes et collaborer avec l'équipe médicale pour effectuer des bilans réguliers, comme des prises de sang pour surveiller les marqueurs de rejet et la fonction de l'organe greffé.

La **gestion des immunosuppresseurs** est un autre élément central des soins post-transplantation. Ces médicaments sont indispensables pour prévenir le rejet, mais ils augmentent également le risque d'infections graves, car ils affaiblissent le système immunitaire du patient. L'aide-soignant doit s'assurer que ces traitements sont administrés avec précision et surveiller les effets secondaires, tels que des infections opportunistes, des déséquilibres électrolytiques ou des troubles digestifs. Une hygiène rigoureuse est primordiale pour éviter les infections nosocomiales, et l'aide-soignant doit appliquer des protocoles stricts de désinfection et de prévention des infections.

Les patients transplantés doivent également bénéficier d'une **surveillance nutritionnelle** et d'un suivi attentif de leur **fonction rénale et hépatique**, en fonction de l'organe greffé. Une alimentation équilibrée et une hydratation suffisante sont essentielles pour soutenir le processus de récupération et maintenir la santé de l'organe greffé. L'aide-soignant doit surveiller l'apport alimentaire du patient et signaler tout problème de digestion, de perte d'appétit ou de déshydratation.

Enfin, l'aspect psychologique est également crucial dans la prise en charge des patients transplantés. Le processus de transplantation peut être émotionnellement éprouvant, avec des phases d'anxiété liées à la possibilité de rejet ou d'infections. L'aide-soignant, par son contact quotidien avec le patient, joue un rôle de **soutien moral** en répondant à ses inquiétudes, en l'encourageant dans son rétablissement et en lui offrant un environnement rassurant.

o Prévoir et gérer les situations de crise : choc hémorragique, arrêt cardiaque peropératoire.

La **prévention et la gestion des situations de crise** en milieu chirurgical, telles que le **choc hémorragique** et l'**arrêt cardiaque peropératoire**, représentent des moments critiques qui exigent une réponse rapide, coordonnée et efficace de l'ensemble de l'équipe soignante. Ces événements, souvent imprévisibles, peuvent survenir à n'importe quel moment pendant une intervention chirurgicale et nécessitent une vigilance constante ainsi que des compétences techniques et décisionnelles de haut niveau. L'aide-soignant, bien qu'il ne soit pas en première ligne pour les actes médicaux d'urgence, joue un rôle déterminant en assistant l'équipe, en surveillant les signes précurseurs et en assurant la continuité des soins autour du patient.

1. Prévoir et gérer un choc hémorragique

Le **choc hémorragique** est une urgence vitale qui survient lorsque le patient perd une quantité de sang suffisante pour compromettre la perfusion des organes vitaux. Ce type de crise peut se produire lors de certaines interventions chirurgicales, notamment celles impliquant des vaisseaux sanguins majeurs, des organes internes ou après un traumatisme important. La gestion du choc hémorragique repose sur une réponse rapide pour contrôler la source de la perte de sang, stabiliser le patient et restaurer un volume sanguin suffisant.

Anticiper le risque hémorragique est une étape clé dans la prévention du choc hémorragique. Certains patients sont identifiés comme à risque avant même l'intervention, en fonction de leurs antécédents médicaux, de la complexité de la chirurgie ou de troubles de la coagulation. L'aide-soignant doit être informé de ces risques afin de rester particulièrement attentif pendant l'intervention. De plus, des protocoles de gestion des saignements doivent être en place, comme la préparation de poches de sang et de produits dérivés (plasma, plaquettes) en salle opératoire, pour répondre immédiatement à une perte sanguine importante.

Les premiers signes d'un choc hémorragique peuvent inclure une **hypotension** (baisse de la tension artérielle), une **tachycardie** (augmentation de la fréquence cardiaque) et une **pâleur** associée à une sueur froide. L'aide-soignant, bien que n'étant pas responsable du suivi des paramètres vitaux en temps réel, doit être vigilant et capable de repérer les signes visibles de détérioration. Par exemple, un changement rapide de couleur de la peau ou une altération de la conscience (confusion, agitation) peut indiquer que le patient entre dans un état de choc.

Lorsque le choc hémorragique est identifié, la **réponse d'urgence** de l'équipe médicale se déclenche immédiatement. Le chirurgien tentera de **contrôler la source de l'hémorragie** à travers des techniques chirurgicales adaptées, comme la ligature de vaisseaux ou la réparation d'organes lésés. Pendant ce temps, l'aide-soignant joue un rôle essentiel en apportant rapidement le matériel nécessaire, en assurant le bon fonctionnement des dispositifs de transfusion, et en aidant à la préparation des produits sanguins pour compenser la perte de volume. La réanimation par perfusion de cristalloïdes ou de colloïdes et la transfusion de sang sont des étapes cruciales pour rétablir le volume circulant et la perfusion des organes.

Après avoir contrôlé l'hémorragie, il est tout aussi important d'**évaluer les conséquences du choc** sur l'organisme. Un choc hémorragique prolongé peut provoquer des **dommages aux organes vitaux**, comme les reins ou le cœur. L'aide-soignant doit participer à la surveillance intensive du patient après la crise, en veillant à la reprise des fonctions vitales et à la stabilisation des paramètres tels que la tension artérielle et la diurèse (production d'urine). Les changements de position fréquents, la prévention des complications respiratoires et la gestion des dispositifs médicaux deviennent primordiaux pour accompagner la convalescence du patient.

2. Prévoir et gérer un arrêt cardiaque peropératoire

L'**arrêt cardiaque peropératoire** est une autre situation de crise qui peut survenir pendant une intervention chirurgicale, souvent de manière inattendue. Cet événement est particulièrement critique, car il implique l'arrêt brutal de l'activité cardiaque et, par conséquent, la cessation de la circulation sanguine et de l'oxygénation des organes. L'arrêt cardiaque peropératoire peut être déclenché par plusieurs facteurs, tels que des complications anesthésiques, des hémorragies massives, des troubles du rythme cardiaque ou un infarctus du myocarde. La gestion de cet événement exige une réactivité extrême et une coordination sans faille de l'équipe médicale.

Anticiper un arrêt cardiaque repose sur une surveillance constante des signes avant-coureurs. Le patient peut présenter des signes de décompensation cardiaque avant l'arrêt, tels que des modifications du rythme cardiaque (tachycardie ou bradycardie sévère), des chutes de la saturation en oxygène, ou une diminution de la pression artérielle. L'aide-soignant, en lien avec les infirmiers et anesthésistes, doit être attentif à toute alerte ou signal provenant des moniteurs. Bien que la gestion directe de l'arrêt soit le rôle de l'équipe médicale, l'aide-soignant contribue à la préparation de l'équipement nécessaire à la réanimation et à l'organisation de la salle pour faciliter les interventions d'urgence.

Lorsqu'un **arrêt cardiaque** survient, la priorité est de **commencer immédiatement la réanimation cardio-pulmonaire (RCP)** et de tenter de rétablir l'activité cardiaque. L'équipe médicale suit les protocoles d'urgence, qui incluent des compressions thoraciques, l'utilisation du défibrillateur pour administrer des chocs électriques en cas d'arythmie ventriculaire, ainsi que l'administration de médicaments comme l'adrénaline pour stimuler le cœur. L'aide-soignant joue un rôle de soutien crucial dans cette phase, en préparant et en apportant le matériel nécessaire (médicaments, défibrillateur), en surveillant l'état des dispositifs et en assurant la coordination des gestes, comme l'acheminement de sang ou de perfusions supplémentaires.

Pendant cette période critique, l'aide-soignant veille également à **gérer les besoins périphériques** pour que l'équipe médicale puisse se concentrer entièrement sur la réanimation. Cela peut inclure des tâches telles que la stabilisation des autres paramètres vitaux, le maintien d'un accès veineux fonctionnel ou l'ajustement des appareils de monitoring.

Après avoir réussi à rétablir un rythme cardiaque, la gestion post-critique est tout aussi importante. L'aide-soignant doit collaborer avec l'équipe de soins intensifs pour assurer la **surveillance post-arrêt** et éviter des complications secondaires, comme des lésions cérébrales dues à une hypoxie prolongée ou une défaillance multiviscérale. Une fois stabilisé, le patient peut être transféré en réanimation pour une surveillance continue et une prise en charge de réadaptation cardiovasculaire.

3. Prévention et formation continue

La **prévention des situations de crise** telles que le choc hémorragique ou l'arrêt cardiaque repose sur une préparation proactive, qui inclut la formation continue de tout le personnel soignant, y compris les aides-soignants. Ces situations étant potentiellement fatales, il est essentiel que chaque membre de l'équipe chirurgicale soit capable de reconnaître rapidement les signes de décompensation et de réagir en conséquence.

L'aide-soignant doit être formé aux **gestes de base en réanimation**, à l'assistance en cas de transfusion massive et à l'utilisation des dispositifs de monitoring. La capacité à travailler sous pression, en maintenant son calme et en exécutant des tâches essentielles, est cruciale dans ces situations. Des exercices de simulation réguliers permettent de renforcer les compétences du personnel et de s'assurer que chaque membre de l'équipe sait exactement comment réagir lors d'une urgence vitale.

Chapitre 6

Gestion des Douleurs Chroniques et des Soins Palliatifs Post-Chirurgicaux

- **Prise en charge des douleurs post-opératoires complexes**

  - Gestion des douleurs chroniques ou neuropathiques après une chirurgie lourde.

La **gestion des douleurs chroniques ou neuropathiques** après une chirurgie lourde représente un défi important dans le parcours de soins du patient. Ces douleurs, qui persistent bien au-delà de la phase normale de récupération postopératoire, peuvent être débilitantes, affectant la qualité de vie et ralentissant le processus de rétablissement. Elles sont souvent plus complexes à traiter que les douleurs aiguës, car elles résultent de modifications durables des nerfs ou des circuits de la douleur dans le système nerveux. L'aide-soignant, aux côtés des infirmiers, des médecins et des spécialistes de la douleur, joue un rôle clé dans la surveillance, la gestion et l'accompagnement des patients souffrant de ces douleurs post-chirurgicales.

1. Comprendre les douleurs chroniques et neuropathiques

Les **douleurs chroniques** post-chirurgicales se définissent par leur persistance au-delà des trois à six mois qui suivent l'intervention, alors que la guérison des tissus devrait normalement être achevée. Elles peuvent être le résultat de complications liées à la chirurgie, comme des cicatrices internes douloureuses ou des adhérences, mais dans bien des cas, elles sont difficiles à expliquer par des dommages tissulaires visibles. Ces douleurs peuvent être diffuses, affectant une grande partie du corps ou être localisées dans la zone opérée.

Les **douleurs neuropathiques**, quant à elles, sont souvent le résultat de lésions nerveuses survenues pendant l'intervention, ou encore d'une régénération anormale des nerfs après la chirurgie. Elles se caractérisent par des sensations de brûlure, de décharges électriques, de picotements, ou encore des douleurs soudaines et intenses sans stimulus apparent. Ces douleurs sont souvent résistantes aux traitements analgésiques classiques, ce qui rend leur prise en charge plus complexe.

2. Évaluation et surveillance continue de la douleur

L'un des rôles fondamentaux de l'aide-soignant dans la gestion des douleurs chroniques ou neuropathiques est de participer à une **évaluation continue de la douleur**. Les patients souffrant de ces douleurs peuvent éprouver des difficultés à exprimer ou à décrire précisément ce qu'ils ressentent, notamment en raison de la nature fluctuante de la douleur neuropathique. L'aide-soignant doit être attentif aux **signes non verbaux de douleur** comme les grimaces, l'agitation, ou encore la réticence à se mobiliser.

L'utilisation d'**échelles d'évaluation spécifiques** est recommandée pour suivre l'intensité et les caractéristiques de la douleur. Dans le cas de douleurs neuropathiques, des outils comme l'échelle DN4 (Douleur Neuropathique 4) peuvent être utilisés pour distinguer les douleurs d'origine nerveuse des douleurs nociceptives (liées aux tissus). La participation active de l'aide-soignant à cette évaluation permet de mieux ajuster les traitements et d'améliorer la prise en charge globale du patient.

3. Gestion médicamenteuse et traitements adjuvants

La **gestion médicamenteuse** des douleurs chroniques ou neuropathiques post-chirurgicales est souvent complexe, car les analgésiques traditionnels, tels que le paracétamol ou les anti-inflammatoires non stéroïdiens (AINS), ne sont pas toujours efficaces contre ces types de douleurs. Le traitement repose généralement sur une combinaison de plusieurs classes de médicaments, et l'aide-soignant a un rôle essentiel dans l'administration correcte de ces traitements et la surveillance des effets secondaires.

Les **antidouleurs neuropathiques**, comme les **antidépresseurs tricycliques** (amitriptyline) ou les **antiépileptiques**(gabapentine, prégabaline), sont souvent prescrits pour moduler la perception de la douleur par le système nerveux. Ces médicaments nécessitent un suivi particulier, car ils peuvent induire des effets secondaires comme la somnolence, des vertiges, ou des troubles cognitifs. L'aide-soignant doit être attentif à l'apparition de ces symptômes et les signaler pour permettre une adaptation des doses.

Dans certains cas, les **opioïdes**, comme la morphine, peuvent être utilisés pour les douleurs chroniques sévères, mais ils nécessitent une surveillance étroite pour éviter les risques de dépendance et les effets indésirables graves. L'aide-soignant doit s'assurer que ces traitements sont administrés dans les bonnes conditions et encourager le patient à signaler tout effet secondaire inhabituel.

En plus des traitements pharmacologiques, des **traitements adjuvants** peuvent être utilisés pour soulager les douleurs chroniques ou neuropathiques. Les **crèmes ou patchs topiques** à base de lidocaïne ou de capsaïcine peuvent être appliqués directement sur les zones douloureuses, et leur usage doit être surveillé pour éviter toute irritation cutanée. L'aide-soignant participe à ces soins topiques, en expliquant leur fonctionnement au patient et en veillant à leur bonne application.

4. Techniques non médicamenteuses de soulagement

En complément des traitements médicamenteux, plusieurs **techniques non médicamenteuses** peuvent être proposées pour soulager les douleurs chroniques ou neuropathiques. L'aide-soignant joue un rôle important dans la mise en œuvre et le suivi de ces approches, qui visent à offrir au patient une meilleure qualité de vie en limitant la douleur sans recourir systématiquement aux médicaments.

La physiothérapie et les techniques de rééducation peuvent être très bénéfiques pour les patients souffrant de douleurs chroniques, en particulier lorsqu'elles affectent la mobilité. Des exercices doux et progressifs, souvent encadrés par un kinésithérapeute, permettent de restaurer la mobilité, de renforcer les muscles et de réduire la douleur. L'aide-soignant peut encourager le patient à réaliser ces exercices quotidiennement, en surveillant ses progrès et en s'assurant que les mouvements sont réalisés sans douleur excessive.

Les techniques de relaxation, comme la respiration profonde, la méditation ou la relaxation musculaire progressive, sont également des méthodes efficaces pour réduire la douleur et l'anxiété associée. L'aide-soignant peut initier le patient à ces pratiques ou l'encourager à les utiliser régulièrement, notamment lors des moments où la douleur devient difficile à tolérer.

L'**acupuncture**, la **stimulation électrique transcutanée (TENS)** et d'autres approches comme l'**hypnose médicale**peuvent aussi faire partie des options de traitement. Bien que ces techniques nécessitent une formation spécialisée, l'aide-soignant peut contribuer à rassurer le patient sur leur utilité, et s'assurer que l'environnement est propice à leur mise en œuvre.

5. Accompagnement psychologique et soutien du patient

La **dimension psychologique** est un aspect fondamental de la gestion des douleurs chroniques ou neuropathiques. Vivre avec une douleur persistante peut avoir un impact profond sur l'état émotionnel et mental du patient, provoquant de l'anxiété, de la dépression ou une perte de confiance dans les traitements. L'aide-soignant, en étant au plus près du patient, peut jouer un rôle important de **soutien psychologique**, en étant à l'écoute de ses préoccupations et en l'aidant à verbaliser ses ressentis.

L'une des tâches essentielles de l'aide-soignant est d'aider le patient à **garder espoir** et à comprendre que, même si la gestion de la douleur est difficile, des solutions existent. Encourager des stratégies de **coping** (mécanismes d'adaptation) et motiver le patient à participer activement à sa propre prise en charge sont des éléments cruciaux pour améliorer son bien-être global.

L'accompagnement psychologique peut aussi inclure des **groupes de soutien** ou des consultations avec des psychologues spécialisés dans la douleur chronique. L'aide-soignant peut informer le patient sur ces options et l'accompagner dans sa démarche, tout en veillant à ce que le soutien émotionnel soit constant.

6. Prévention de la chronicité de la douleur

Dans certains cas, il est possible d'**éviter que la douleur aiguë postopératoire ne devienne chronique**, en adoptant des mesures préventives. Cela inclut une gestion rigoureuse et proactive de la douleur dès la phase aiguë, pour éviter qu'elle ne devienne persistante et s'installe dans la durée. L'aide-soignant participe à cette prévention en veillant à ce que la douleur postopératoire soit bien contrôlée dès les premiers jours après l'intervention, en encourageant la mobilisation précoce et en surveillant les éventuelles complications qui pourraient prolonger ou aggraver la douleur.

o   Suivi à long terme des patients avec douleurs persistantes.

Le **suivi à long terme des patients avec douleurs persistantes** est une démarche essentielle pour assurer une prise en charge globale et continue de la douleur, visant à améliorer la qualité de vie et à prévenir l'isolement et la détérioration de l'état de santé physique et psychologique. Les douleurs persistantes, qu'elles soient chroniques ou neuropathiques, exigent une attention particulière, car elles peuvent avoir un impact majeur sur la vie quotidienne des patients, entraînant souvent une perte d'autonomie, des troubles émotionnels, et des difficultés relationnelles. L'aide-soignant, en collaboration avec l'équipe médicale, joue un rôle clé dans ce suivi à long terme, en assurant un soutien constant et personnalisé.

1. Évaluation continue de la douleur

Le suivi à long terme des patients avec douleurs persistantes repose sur une **évaluation régulière et dynamique de la douleur**. Contrairement aux douleurs aiguës, qui sont souvent bien définies et temporairement circonscrites, les douleurs chroniques ou neuropathiques évoluent avec le temps et peuvent varier en intensité ou en localisation. Il est donc indispensable de maintenir une surveillance continue pour ajuster le traitement en fonction des fluctuations de la douleur.

L'aide-soignant participe à cette évaluation en utilisant des **échelles de douleur adaptées**, telles que l'échelle numérique ou l'échelle verbale simple, qui permettent de quantifier la douleur sur une base régulière. Cependant, au-delà de ces outils, l'observation des signes non verbaux est essentielle, en particulier chez les patients qui peuvent avoir des difficultés à exprimer leurs ressentis de manière claire. Ces signes incluent des changements dans la posture, des expressions de souffrance, ou des modifications de l'attitude générale, comme une fatigue marquée ou une perte d'intérêt pour les activités habituelles.

Cette évaluation continue permet d'identifier non seulement l'évolution de la douleur, mais aussi ses **déclencheurs** ou ses **facteurs aggravants**, tels que le stress, l'activité physique ou certaines postures. L'aide-soignant, en étant au plus près du patient, peut aider à repérer ces éléments et les signaler à l'équipe médicale afin d'adapter les stratégies thérapeutiques.

2. Gestion personnalisée des traitements

La gestion à long terme des douleurs persistantes nécessite souvent un **ajustement constant des traitements**, car les réponses aux médicaments peuvent varier avec le temps et nécessiter des adaptations. Les patients peuvent développer une tolérance à certains médicaments, nécessitant un ajustement des doses ou le recours à des thérapies alternatives. Il est également courant que les patients souffrent d'effets secondaires liés à des traitements prolongés, ce qui peut altérer leur qualité de vie.

L'aide-soignant joue un rôle clé en **veillant à la bonne administration des traitements** et en surveillant les réactions du patient aux médicaments. Il est essentiel d'être vigilant face aux signes de dépendance ou d'abus, en particulier avec les opioïdes ou les anxiolytiques, couramment utilisés dans la gestion des douleurs chroniques. De plus, certains patients peuvent ressentir des effets secondaires importants, comme des troubles digestifs, des vertiges, ou des somnolences, qui nécessitent un ajustement du traitement par l'équipe médicale.

La gestion des douleurs chroniques ne se limite pas aux traitements médicamenteux. De nombreuses **approches non médicamenteuses** doivent être intégrées dans le plan de soins. Les techniques de **physiothérapie**, d'**exercices doux** et d'**étirements réguliers** peuvent aider à réduire la douleur et à restaurer une certaine mobilité. L'aide-soignant, en lien avec les kinésithérapeutes, encourage le patient à rester actif, même à un rythme modéré, car l'immobilité tend à aggraver les douleurs chroniques. Il peut aider le patient à effectuer ses exercices, à se mobiliser progressivement et à respecter les recommandations des thérapeutes.

Les **techniques de relaxation**, telles que la respiration profonde, la méditation et la visualisation, sont également des outils précieux pour réduire la perception de la douleur. L'aide-soignant peut initier ces pratiques ou rappeler leur importance, en offrant au patient des moments de répit où il peut apprendre à mieux gérer la douleur.

3. Soutien psychologique et accompagnement émotionnel

La douleur persistante a souvent un impact profond sur la santé mentale et émotionnelle des patients. Le **soutien psychologique** est donc une composante essentielle du suivi à long terme. Vivre avec une douleur continue peut générer un sentiment de désespoir, d'anxiété et de frustration, affectant non seulement le moral du patient, mais aussi ses relations sociales et familiales. Il n'est pas rare que des troubles dépressifs s'installent, exacerbant encore la douleur et créant un cercle vicieux difficile à briser.

L'aide-soignant, par son rôle de proximité et son écoute bienveillante, peut fournir un **soutien émotionnel** au patient. En étant attentif aux signes de détresse psychologique, comme des comportements d'isolement ou des discours négatifs, il peut orienter le patient vers des ressources adaptées, comme une prise en charge psychologique ou psychiatrique. L'écoute active, sans jugement, est essentielle pour permettre au patient de verbaliser ses émotions et de se sentir compris dans sa souffrance.

L'aide-soignant peut également encourager le patient à participer à des **groupes de soutien** ou des **thérapies de groupe**, qui offrent un espace où les patients peuvent partager leurs expériences et se sentir moins seuls dans leur combat contre la douleur. Ces échanges peuvent contribuer à améliorer le moral et à renforcer la résilience face aux difficultés quotidiennes.

4. Préserver l'autonomie et la qualité de vie

L'un des principaux objectifs du suivi à long terme des patients avec douleurs persistantes est de **préserver leur autonomie** et leur **qualité de vie**. La douleur chronique peut être invalidante, limitant les activités quotidiennes et rendant le patient dépendant des autres pour des tâches simples. L'aide-soignant doit travailler avec le patient pour maintenir autant que possible son autonomie, en l'aidant à adapter son environnement et en lui fournissant des outils pour gérer sa douleur au quotidien.

L'**aménagement de l'espace de vie** est souvent nécessaire pour faciliter la mobilité du patient. Par exemple, installer des barres d'appui dans la salle de bain ou des dispositifs d'aide à la marche peut permettre au patient de conserver son indépendance dans des activités de base, comme se laver ou se déplacer. L'aide-soignant peut aussi encourager l'utilisation d'aides techniques adaptées, comme des coussins ergonomiques ou des dispositifs de soutien lombaire, pour réduire la pression sur les zones douloureuses.

L'aide-soignant doit également encourager le patient à maintenir des **activités sociales** et **loisirs adaptés**. La douleur chronique conduit souvent à une réduction de la vie sociale, mais il est important pour le patient de rester actif mentalement et émotionnellement. Participer à des activités créatives, des promenades en extérieur, ou à des loisirs simples peut améliorer la qualité de vie et aider à mieux gérer la douleur.

5. Adaptation aux besoins évolutifs

La douleur chronique étant une réalité dynamique et changeante, le suivi à long terme doit rester flexible et s'adapter aux **besoins évolutifs** du patient. Au fil du temps, la situation du patient peut évoluer, nécessitant des ajustements dans les soins, les traitements et les soutiens proposés. L'aide-soignant doit rester attentif aux **changements dans l'état général**du patient, qu'il s'agisse de l'intensité de la douleur, de sa mobilité ou de son état psychologique, et signaler ces modifications à l'équipe médicale.

Les consultations régulières avec des **spécialistes de la douleur** peuvent être nécessaires pour réévaluer les traitements et envisager de nouvelles approches, telles que des interventions chirurgicales, des techniques de neuromodulation, ou des protocoles expérimentaux. L'aide-soignant joue un rôle essentiel dans l'accompagnement de ces consultations, en facilitant le dialogue entre le patient et les médecins et en assurant la continuité des soins entre les différentes étapes de traitement.

- **L'accompagnement des patients en fin de vie après une chirurgie palliative**

    o Les soins palliatifs en contexte chirurgical : entre éthique et pratique.

Les **soins palliatifs en contexte chirurgical** occupent une place particulière, car ils se situent à la croisée de plusieurs enjeux, tant **éthiques** que **pratiques**. Ils concernent des patients dont la maladie est incurable ou en phase terminale, mais qui nécessitent encore des interventions chirurgicales pour améliorer leur confort, réduire les symptômes, ou maintenir une certaine qualité de vie. Dans cette perspective, l'objectif des soins n'est plus de guérir la maladie, mais d'offrir le meilleur accompagnement possible en fin de vie, tout en respectant la dignité et les souhaits du patient.

L'aide-soignant, par sa proximité avec les patients et sa contribution à l'équipe pluridisciplinaire, joue un rôle essentiel dans ce cadre. Il participe non seulement aux soins physiques du patient, mais aussi à son accompagnement psychologique et à la gestion des aspects éthiques complexes qui entourent cette prise en charge.

1. Approche des soins palliatifs dans un contexte chirurgical

Dans un contexte chirurgical, les **soins palliatifs** prennent un sens particulier, car il peut sembler paradoxal d'envisager une intervention chirurgicale pour un patient dont l'état est irréversible. Pourtant, certaines chirurgies peuvent être indiquées pour **soulager la douleur** ou améliorer la qualité de vie, même en l'absence d'espoir curatif. Par exemple, une chirurgie palliative peut être réalisée pour **réduire une tumeur obstructive**, soulager des douleurs osseuses liées à des métastases, ou encore traiter des complications, telles qu'une occlusion intestinale ou un saignement interne.

L'approche des soins palliatifs en chirurgie repose sur un **équilibre délicat** entre les bénéfices espérés de l'intervention et les risques potentiels pour un patient fragilisé. Le rôle de l'équipe soignante, y compris de l'aide-soignant, est d'accompagner le patient et sa famille dans cette décision complexe, en apportant des informations claires sur les objectifs de la chirurgie, les chances de succès, et les alternatives possibles. L'accent doit être mis sur le **confort**, la réduction des symptômes et le respect de la dignité du patient.

2. Les aspects éthiques des soins palliatifs chirurgicaux

L'un des aspects fondamentaux des soins palliatifs est le respect des **principes éthiques** qui guident la prise en charge en fin de vie. En chirurgie palliative, ces principes se concentrent sur le respect de l'autonomie du patient, la bienfaisance (agir pour le bien du patient), la non-malfaisance (ne pas nuire), et la justice (répartition équitable des soins).

Le respect de l'autonomie du patient est un élément central. Le patient doit être au cœur des décisions concernant son traitement. Cela implique de lui fournir toutes les informations nécessaires de manière compréhensible, de l'écouter activement et de respecter ses souhaits, qu'il s'agisse de poursuivre ou non une intervention chirurgicale. Dans ce cadre, l'aide-soignant joue un rôle important, car il est souvent l'interlocuteur le plus proche du patient et de sa famille. Il peut recueillir les inquiétudes, les doutes, et aider à clarifier les choix en transmettant les informations aux médecins ou en facilitant la communication entre les différents intervenants.

La bienfaisance et la non-malfaisance doivent être constamment évaluées dans les soins palliatifs chirurgicaux. Toute intervention chirurgicale comporte des risques, et chez les patients en fin de vie, les bénéfices doivent être soigneusement pesés par rapport aux risques. L'objectif de la chirurgie doit être avant tout d'apporter un soulagement, sans causer de souffrance inutile. L'aide-soignant, par sa connaissance quotidienne du patient, peut contribuer à évaluer l'impact réel des soins sur son bien-être. Par exemple, il peut observer les effets de la douleur sur la qualité de vie du patient, ou noter la réponse émotionnelle du patient à l'idée de subir une nouvelle intervention.

La justice renvoie à l'idée d'offrir à chaque patient un accès équitable aux soins, y compris en fin de vie. Il est essentiel de ne pas discriminer ou minimiser les besoins des patients en soins palliatifs sous prétexte qu'ils sont en phase terminale. Les ressources médicales doivent être mobilisées pour offrir un maximum de confort et de dignité, même lorsque l'espérance de vie est limitée.

3. La gestion de la douleur et des symptômes

L'un des aspects les plus cruciaux des soins palliatifs, et particulièrement en contexte chirurgical, est la **gestion de la douleur** et des autres symptômes. Les patients en fin de vie peuvent souffrir de douleurs physiques sévères, qu'elles soient dues à la maladie elle-même, à ses complications ou aux interventions chirurgicales réalisées pour les soulager. Il est impératif que la douleur soit bien contrôlée, afin d'assurer au patient une fin de vie aussi confortable que possible.

L'aide-soignant joue un rôle central dans la **surveillance de la douleur**. Il doit être attentif aux signes de souffrance, qu'ils soient exprimés verbalement par le patient ou observés à travers des indices non verbaux, comme des grimaces, des postures défensives ou une agitation. Une douleur mal gérée peut rapidement devenir source de détresse pour le patient, et l'aide-soignant, en lien avec l'équipe infirmière, peut contribuer à l'ajustement des traitements antalgiques, en proposant des soins de confort, comme des changements de position ou des massages légers.

La gestion de la douleur en soins palliatifs fait souvent appel à une **échelle de traitement multimodal**, associant des médicaments (opioïdes, anti-inflammatoires, sédatifs) à des techniques non-médicamenteuses (relaxation, musicothérapie, acupuncture). L'aide-soignant peut participer à la mise en œuvre de ces techniques non-médicamenteuses en s'assurant que l'environnement du patient est apaisant et propice à la détente.

En plus de la douleur, d'autres **symptômes physiques** doivent être gérés dans les soins palliatifs chirurgicaux, tels que les nausées, la dyspnée (difficulté respiratoire) ou la constipation. L'aide-soignant, par son rôle de surveillance et de proximité, est souvent le premier à remarquer ces symptômes et à alerter l'équipe soignante pour adapter les traitements en conséquence.

4. Accompagnement psychologique et soutien de la famille

Les soins palliatifs ne se limitent pas aux soins physiques ; ils incluent également un **accompagnement psychologique**destiné à soutenir le patient et ses proches dans cette phase difficile de la vie. Le patient, confronté à la réalité de la fin de vie, peut éprouver des sentiments d'angoisse, de peur, ou de tristesse, auxquels l'aide-soignant doit être particulièrement attentif.

L'aide-soignant doit faire preuve d'une grande **empathie** et d'une capacité d'écoute active. Il s'agit de permettre au patient de **verbaliser ses émotions**, ses craintes et ses souhaits, sans jugement ni précipitation. Offrir un soutien psychologique dans un cadre palliatif implique souvent de faire face à des discussions sur la mort, sur les regrets ou sur les projets inachevés, des sujets sensibles qui nécessitent une grande sensibilité et une attention particulière.

De plus, l'accompagnement en soins palliatifs doit inclure le **soutien aux familles**. Les proches peuvent se sentir impuissants face à la détérioration de l'état de leur être cher. L'aide-soignant joue un rôle d'intermédiaire, en apportant des informations claires sur l'évolution de la situation et en facilitant la communication avec l'équipe médicale. Il aide à répondre aux questions des familles, à les rassurer sur le fait que le confort et la dignité du patient sont prioritaires, et il peut aussi les guider dans l'accompagnement du patient, en leur expliquant comment participer aux soins ou simplement être présents de manière apaisante.

5. Maintien de la dignité et de la qualité de vie

Dans les soins palliatifs, qu'ils soient ou non associés à une intervention chirurgicale, le maintien de la **dignité du patient**est une priorité. Chaque soin doit être réalisé avec respect, en tenant compte des souhaits du patient, de ses besoins, et de son confort. Il s'agit de préserver l'identité et l'intégrité du patient jusqu'à la fin de sa vie, en évitant toute forme d'acharnement thérapeutique ou de soins inutiles.

L'aide-soignant, par sa présence constante, peut veiller à ce que les **soins de confort** soient apportés avec délicatesse et attention, que ce soit pour l'hygiène, la gestion de la douleur ou les soins posturaux. Il est également crucial que les soins palliatifs mettent l'accent sur la **qualité de vie** du patient, en veillant à ce qu'il puisse bénéficier d'un environnement apaisant, entouré de ses proches, et dans le respect de ses valeurs et de ses croyances.

- o Accompagner le patient et la famille dans cette étape délicate.

Accompagner le **patient** et sa **famille** dans l'étape délicate que constitue la fin de vie est une mission profondément humaine, nécessitant une écoute attentive, une empathie sincère et une approche holistique. Cette période est souvent marquée par des émotions intenses, à la fois pour le patient confronté à sa propre mortalité et pour ses proches, qui doivent faire face à la douleur de la perte imminente. L'aide-soignant, par sa proximité avec le patient et son rôle de soutien, occupe une place essentielle dans cet accompagnement. Son action ne se limite pas aux soins physiques, mais englobe également une dimension émotionnelle et relationnelle, qui vise à offrir un cadre de confort et de dignité à la fois pour le patient et pour ses proches.

1. Être à l'écoute du patient

L'une des premières responsabilités de l'aide-soignant est d'**être à l'écoute** du patient, non seulement de ses besoins physiques, mais aussi de ses craintes, de ses doutes et de ses souhaits. Le patient en fin de vie traverse souvent des moments d'angoisse, d'incertitude et de réflexion intense sur sa propre existence. Il peut ressentir le besoin d'exprimer des regrets, de partager des souvenirs ou de discuter de ses préoccupations concernant la mort. L'aide-soignant doit alors faire preuve d'une **écoute active et bienveillante**, en créant un espace sûr où le patient se sent libre de parler sans crainte d'être jugé ou interrompu.

Le **respect des souhaits** du patient est un autre aspect fondamental de l'accompagnement. Certains patients peuvent souhaiter aborder ouvertement la question de leur mort, tandis que d'autres préfèrent se concentrer sur des aspects plus pratiques ou des moments de réconfort. L'aide-soignant doit être capable d'adapter son approche en fonction de ces préférences, en respectant les besoins individuels de chaque patient. Le dialogue autour des dernières volontés, comme la manière dont ils souhaitent être traités dans les derniers moments, est essentiel pour garantir que les soins et les gestes sont conformes à leurs souhaits.

Enfin, l'aide-soignant peut également offrir des moments de **soulagement émotionnel**, en apportant du réconfort par des gestes simples comme tenir la main du patient, lui parler doucement, ou même lui offrir un sourire apaisant. Ces gestes, bien que modestes en apparence, contribuent à créer un environnement serein, propice à une fin de vie paisible.

2. Soutenir la famille

Le **soutien aux familles** est un élément essentiel de l'accompagnement en fin de vie. Les proches du patient sont souvent déstabilisés, pris entre l'émotion de voir leur être cher souffrir et la nécessité de rester présents et forts. L'aide-soignant, par son contact direct avec le patient et sa famille, peut jouer un rôle clé en **guidant et rassurant** les proches.

Il est important de **communiquer clairement** avec la famille, en leur expliquant de manière compréhensible l'évolution de l'état du patient, ce qu'ils peuvent attendre dans les jours ou les heures à venir, et les aider à anticiper les étapes finales. Cette transparence permet de réduire les incertitudes et de leur offrir un sentiment de contrôle face à une situation qui semble souvent incontrôlable.

Les familles peuvent également avoir besoin d'aide pour savoir comment être présentes auprès du patient. Certains proches peuvent être perdus face à la souffrance, ne sachant pas quoi dire ou comment agir. L'aide-soignant peut leur proposer des **gestes simples** pour accompagner le patient, comme rester à ses côtés, lui parler, ou lui apporter des objets de réconfort. Le simple fait d'être là, même en silence, peut être extrêmement bénéfique pour le patient et pour la famille, en créant un sentiment d'intimité et de soutien.

L'aide-soignant doit aussi être attentif à la **détresse émotionnelle des proches**. La confrontation à la perte imminente peut susciter de la tristesse, de la colère ou de l'anxiété. Écouter les membres de la famille, les laisser exprimer leur douleur et leur fournir un soutien émotionnel sont des tâches importantes. Il peut être utile de les orienter vers un soutien psychologique plus structuré si nécessaire, notamment vers des psychologues ou des groupes de soutien pour les aidants et les familles en deuil.

3. Créer un environnement de confort et de dignité

L'une des priorités de l'accompagnement en fin de vie est de **créer un environnement de confort et de dignité** pour le patient. Le maintien de la dignité est fondamental à ce stade de la vie, et chaque soin, chaque interaction doit être empreint de respect pour l'individualité et l'intégrité du patient. L'aide-soignant, par ses gestes quotidiens, contribue à maintenir cette dignité, que ce soit dans l'hygiène, les soins corporels, ou la manière dont le patient est positionné dans son lit.

Il est crucial d'assurer que le patient soit **installé confortablement**, sans douleur, et dans une position qui lui permette de respirer facilement et de se sentir à l'aise. Les soins de confort, comme l'hydratation de la peau, les massages légers ou le réajustement des coussins, contribuent à minimiser les inconforts physiques. L'environnement doit également être **calme et apaisant**, avec des lumières tamisées, un bruit minimal et, si le patient le souhaite, la présence d'éléments rassurants, comme des objets personnels, de la musique douce, ou même des odeurs familières.

L'aide-soignant peut aussi aider à **répondre aux besoins spirituels** du patient et de la famille. Pour certains, la dimension spirituelle ou religieuse prend une place importante dans cette phase de la vie. L'aide-soignant doit être attentif à ces besoins et faciliter la mise en contact avec un représentant spirituel si le patient ou la famille le souhaite. Respecter ces aspects contribue à offrir une prise en charge holistique qui tient compte de l'intégralité de la personne.

4. Gérer les émotions de l'équipe soignante

Il est important de reconnaître que l'accompagnement en fin de vie peut aussi être **émotionnellement éprouvant** pour les soignants eux-mêmes. Voir un patient se détériorer peut créer un sentiment d'impuissance, voire de tristesse, surtout si une relation s'est nouée au fil du temps. L'aide-soignant, tout en restant professionnel, doit aussi savoir **prendre soin de ses propres émotions**, en partageant ses ressentis avec ses collègues, en demandant du soutien si nécessaire, et en trouvant un équilibre pour éviter l'épuisement émotionnel.

Les soignants, en travaillant en équipe, peuvent se soutenir mutuellement. Un échange ouvert et régulier sur les émotions ressenties face à la fin de vie d'un patient permet de diminuer le stress émotionnel, d'éviter l'isolement et de renforcer la cohésion dans la prise en charge du patient et de sa famille.

5. Faciliter les dernières étapes du deuil

Une fois le décès survenu, le rôle de l'aide-soignant ne s'arrête pas là. Il doit encore **accompagner la famille** dans les premières étapes du deuil. Cela peut inclure l'aide dans les formalités administratives, mais surtout un soutien moral immédiat. Offrir un espace où les proches peuvent dire adieu au patient, leur permettre de rester auprès de lui aussi longtemps qu'ils le souhaitent, sont des gestes importants pour amorcer le processus de deuil de manière sereine.

Le respect du **corps du patient** après la mort est une marque ultime de respect et de dignité. L'aide-soignant participe aux derniers soins en veillant à ce que le corps soit traité avec le plus grand respect, en tenant compte des rituels ou des pratiques culturelles et religieuses que la famille pourrait souhaiter observer.

o Gestion des symptômes physiques et psychologiques de la fin de vie.

La **gestion des symptômes physiques et psychologiques de la fin de vie** est une composante essentielle des soins palliatifs, qui vise à offrir au patient un maximum de confort, de dignité et de bien-être dans cette phase cruciale de son parcours. Ces symptômes, qu'ils soient physiques ou psychologiques, peuvent varier en intensité et en nature, mais ils sont souvent étroitement liés. En effet, la souffrance physique peut aggraver la détresse émotionnelle, tandis que l'anxiété et la peur peuvent intensifier la perception de la douleur. L'objectif des soins de fin de vie est donc d'apporter un **soulagement global**, en tenant compte des dimensions corporelles, émotionnelles et spirituelles du patient. L'aide-soignant, en tant que membre clé de l'équipe soignante, joue un rôle déterminant dans cette prise en charge.

1. Gestion des symptômes physiques

Les **symptômes physiques** en fin de vie sont souvent multiples et variés. Ils dépendent de la nature de la maladie du patient, de l'avancée de la pathologie et des traitements antérieurs. Les plus courants incluent la douleur, la dyspnée (difficulté respiratoire), la fatigue, les troubles digestifs (comme la nausée, la constipation ou la perte d'appétit), ainsi que des problèmes liés à l'immobilité, tels que les escarres ou la rigidité musculaire.

a. La gestion de la douleur

La **douleur** est sans doute l'un des symptômes les plus redoutés en fin de vie, tant pour les patients que pour leurs proches. Elle peut être d'intensité variable, localisée ou diffuse, aiguë ou chronique. La priorité des soins palliatifs est de contrôler cette douleur afin d'assurer au patient une fin de vie aussi paisible que possible. Cela nécessite une **évaluation régulière** de l'intensité et de la nature de la douleur, à l'aide d'échelles spécifiques (numérique, visuelle ou verbale) et d'une observation attentive des signes non verbaux, notamment chez les patients qui ne peuvent plus s'exprimer clairement.

Les **traitements antalgiques** sont au cœur de la gestion de la douleur. Ils vont des médicaments simples (paracétamol, anti-inflammatoires) aux opioïdes puissants (morphine, fentanyl) pour les douleurs sévères. L'aide-soignant, en collaboration avec les infirmiers et médecins, veille à l'administration correcte de ces traitements et à l'ajustement des doses en fonction de la réponse du patient. Par ailleurs, des **méthodes non médicamenteuses** de soulagement, comme les massages légers, la relaxation, ou l'application de compresses chaudes, peuvent être utilisées en complément pour atténuer la douleur.

b. La gestion de la dyspnée

La **dyspnée**, ou difficulté à respirer, est un symptôme fréquent chez les patients en fin de vie, en particulier ceux atteints de maladies cardiorespiratoires ou de cancers avancés. Ce symptôme est souvent source d'une grande anxiété, car la sensation d'étouffement est extrêmement angoissante. Le rôle de l'aide-soignant est d'aider à **apaiser cette détresse respiratoire** en veillant à ce que le patient soit installé dans une position confortable (généralement semi-assise), en assurant un environnement calme et bien ventilé.

Des traitements médicamenteux, tels que des **opioïdes à faibles doses** ou des anxiolytiques, peuvent être utilisés pour soulager la dyspnée en réduisant la sensation de manque d'air. Dans certains cas, l'oxygénothérapie peut également être indiquée pour améliorer la respiration. L'aide-soignant peut participer à la mise en place de ces dispositifs et à la surveillance des effets de ces traitements.

c. La gestion des troubles digestifs

Les **troubles digestifs**, tels que la nausée, les vomissements, la constipation ou la perte d'appétit, sont des symptômes fréquents en fin de vie. Ils peuvent être causés par la maladie elle-même, par les traitements (chimiothérapie, opioïdes) ou par l'inactivité prolongée du patient. Ces symptômes affectent non seulement le confort physique, mais aussi l'état psychologique du patient, qui peut se sentir découragé par la perte de plaisir à manger ou par l'inconfort constant.

Pour gérer ces troubles, des **antiémétiques** (contre la nausée), des **laxatifs** ou des **stimulants de l'appétit** peuvent être prescrits. L'aide-soignant, en lien avec l'équipe soignante, veille à la bonne administration de ces traitements et encourage une hydratation régulière. Il est également essentiel de proposer des **aliments adaptés**, en petites quantités, en tenant compte des goûts du patient, pour éviter les sensations de lourdeur tout en maintenant une alimentation aussi équilibrée que possible.

d. La gestion de l'immobilité et des escarres

L'**immobilité** prolongée, fréquente en fin de vie, expose les patients à des complications comme les **escarres** (ulcères de pression), la rigidité musculaire ou les infections pulmonaires. L'aide-soignant doit donc être attentif aux changements de position réguliers du patient pour réduire la pression sur certaines zones du corps (talons, sacrum, coudes). L'utilisation de **matelas spéciaux** ou de **coussins de soutien** peut prévenir l'apparition de ces escarres.

De plus, des **soins d'hygiène** réguliers et une **hydratation cutanée** sont essentiels pour préserver l'intégrité de la peau du patient. Si des escarres apparaissent, des pansements spécifiques et des soins locaux peuvent être nécessaires, toujours dans le but d'assurer le confort et de prévenir la souffrance associée.

2. Gestion des symptômes psychologiques

En parallèle des symptômes physiques, les **symptômes psychologiques** jouent un rôle central en fin de vie. Le patient est souvent confronté à des émotions intenses, comme la peur de la mort, l'angoisse de la souffrance, le sentiment de solitude, la tristesse, voire la colère. Ces émotions, parfois exacerbées par la douleur physique, nécessitent une prise en charge tout aussi attentive.

a. L'anxiété et la peur

La **peur de la mort** et l'anxiété sont des sentiments naturels chez les patients en fin de vie. Cette angoisse peut être liée à la peur de la souffrance, à l'incertitude quant au processus de la mort ou à des préoccupations spirituelles. L'aide-soignant doit être à l'écoute de ces angoisses et offrir un **soutien psychologique** en laissant le patient exprimer ses craintes et ses questionnements.

Des **méthodes de relaxation**, comme la respiration profonde, la méditation ou l'hypnose, peuvent aider à apaiser l'anxiété. L'aide-soignant peut également proposer des moments de **distraction** en parlant avec le patient, en lui lisant des textes apaisants ou en mettant de la musique douce pour créer une atmosphère plus sereine.

Dans certains cas, des **traitements anxiolytiques** peuvent être prescrits pour aider à soulager la détresse émotionnelle. L'aide-soignant doit surveiller les effets de ces traitements, s'assurer qu'ils sont bien tolérés et veiller à ce que le patient soit installé dans un environnement rassurant.

b. La dépression et la tristesse

La **dépression** est un autre symptôme fréquent en fin de vie. Le sentiment d'impuissance face à la maladie, la perte d'autonomie et l'isolement peuvent engendrer une profonde tristesse. L'aide-soignant, par sa présence constante, peut offrir une **écoute bienveillante** et permettre au patient de verbaliser ses émotions. Il est important de créer un **climat de confiance** pour que le patient puisse parler librement de ses inquiétudes et de sa tristesse sans craindre d'être jugé.

Dans certains cas, un **soutien psychologique plus formel** peut être nécessaire. L'aide-soignant peut proposer la visite d'un psychologue ou d'un professionnel de la santé mentale pour accompagner le patient dans cette phase difficile. La **présence des proches** peut également apporter un réconfort émotionnel important, et l'aide-soignant peut encourager les familles à rester proches du patient, à lui parler et à le soutenir.

c. La gestion des préoccupations spirituelles

Pour certains patients, la fin de vie est aussi une période de **réflexion spirituelle**. Ils peuvent ressentir le besoin de réfléchir à leur vie, à la signification de la mort, ou à des questions religieuses. L'aide-soignant, en collaboration avec l'équipe médicale, doit respecter ces préoccupations et permettre au patient de **vivre cette dimension spirituelle** en accord avec ses croyances. Cela peut inclure la mise en contact avec un représentant religieux, ou simplement offrir un espace de silence et de réflexion.

Chapitre 7

L'Évolution Technologique et Son Impact sur le Rôle de l'Aide-Soignant

- **La robotique en chirurgie et le rôle des aides-soignants**

  o L'émergence de la chirurgie assistée par robot et ses implications dans la pratique quotidienne.

L'**émergence de la chirurgie assistée par robot** marque une révolution majeure dans le domaine médical, apportant des changements profonds dans la manière dont les interventions chirurgicales sont réalisées. Introduite progressivement dans les blocs opératoires depuis les années 2000, cette technologie a transformé la pratique chirurgicale en permettant des gestes plus précis, une meilleure vision des structures internes, et une diminution des complications post-opératoires. Cette innovation a eu des **implications importantes** pour les chirurgiens, le personnel soignant et les patients, modifiant le cadre de travail quotidien et introduisant de nouvelles méthodes d'apprentissage et de collaboration.

1. Les avantages de la chirurgie assistée par robot

La chirurgie assistée par robot repose sur l'utilisation d'un système robotisé sophistiqué, généralement contrôlé à distance par le chirurgien, qui guide des instruments miniaturisés avec une extrême précision. Parmi les systèmes les plus connus figure le **robot Da Vinci**, qui a été pionnier dans cette technologie. Ces robots offrent plusieurs avantages clés, tant pour les patients que pour les chirurgiens.

L'un des principaux atouts est la **précision des gestes chirurgicaux**. Grâce aux bras robotisés, qui filtrent les tremblements et permettent des mouvements d'une grande finesse, les chirurgiens peuvent effectuer des interventions délicates avec une meilleure dextérité. Cela est particulièrement utile pour les interventions complexes, comme celles en urologie, en chirurgie cardiaque, ou en gynécologie, où la précision est primordiale pour éviter des lésions aux tissus environnants.

La chirurgie assistée par robot permet également une **vision en 3D haute définition**, offrant au chirurgien une vue détaillée et agrandie des structures anatomiques internes. Cette visibilité accrue améliore la capacité à identifier des zones critiques, telles que les nerfs ou les vaisseaux sanguins, réduisant ainsi le risque de complications. De plus, la miniaturisation des instruments utilisés en chirurgie robotique favorise une approche **moins invasive**, avec des incisions plus petites et une réduction du traumatisme tissulaire. Cela se traduit par un temps de récupération plus court, une diminution de la douleur post-opératoire et un risque réduit d'infection pour le patient.

2. Implications pour les chirurgiens

L'introduction de la chirurgie assistée par robot a bouleversé la pratique quotidienne des chirurgiens. Ils doivent désormais **acquérir de nouvelles compétences**, notamment en matière de manipulation des systèmes robotiques, de visualisation à distance et de coordination œil-main à travers des interfaces technologiques. La formation à la chirurgie robotique implique souvent des **simulations** et un apprentissage en milieu contrôlé, afin de maîtriser les gestes complexes nécessaires pour manœuvrer les bras robotiques tout en gardant une vue globale de l'intervention.

Si la chirurgie robotique apporte une précision accrue, elle demande également un **changement de paradigme** dans la manière dont les chirurgiens interagissent avec le patient et les autres membres de l'équipe médicale. Contrairement à la chirurgie traditionnelle, où le chirurgien est directement au-dessus du patient, la chirurgie assistée par robot place le chirurgien à une **console éloignée** du champ opératoire. Cela modifie la dynamique au sein de l'équipe chirurgicale, où les infirmiers et les aides-soignants jouent un rôle encore plus central en étant physiquement présents aux côtés du patient, ajustant les instruments et surveillant son état pendant que le chirurgien opère à distance.

Cette nouvelle méthode de travail nécessite une **coordination étroite** et une communication fluide entre le chirurgien et le personnel soignant. Chaque membre de l'équipe doit être bien formé non seulement aux techniques chirurgicales classiques, mais aussi aux spécificités de la chirurgie robotique, comme la gestion des instruments robotisés et la préparation technique du bloc opératoire.

3. Implications pour le personnel soignant

Pour les infirmiers, les aides-soignants et les techniciens, la chirurgie assistée par robot représente un **changement dans la pratique quotidienne**. Le personnel soignant doit être formé aux aspects techniques du système robotisé, notamment en ce qui concerne la **préparation des instruments**, la **configuration du robot**, et la gestion des pannes ou des ajustements pendant l'intervention. Ces nouvelles compétences techniques viennent s'ajouter à leurs tâches habituelles, augmentant ainsi la complexité de leur rôle.

Par ailleurs, la présence d'un robot en salle d'opération modifie l'organisation physique du bloc opératoire. L'espace doit être aménagé pour accueillir la console du chirurgien, les bras robotisés, ainsi que les autres équipements médicaux, sans entraver la circulation des membres de l'équipe soignante. Cela nécessite une bonne compréhension des **contraintes logistiques** et une adaptation continue pour optimiser l'utilisation de l'espace opératoire.

Le personnel soignant joue également un rôle essentiel dans le suivi post-opératoire des patients. Bien que la chirurgie robotique soit **moins invasive** et permette une récupération plus rapide, elle nécessite une surveillance attentive des **complications potentielles**, comme l'infection des petites incisions, ou des effets secondaires liés à l'anesthésie. Les infirmiers et les aides-soignants doivent donc adapter leur approche de soins en fonction des besoins spécifiques des patients opérés par robot, tout en fournissant des explications claires sur les soins à domicile et les mesures de précaution à respecter pour une guérison optimale.

4. Impact sur les patients

Pour les patients, la chirurgie assistée par robot représente souvent une **option moins invasive**, qui offre des bénéfices en termes de confort et de rétablissement. Grâce à la précision des gestes chirurgicaux et aux incisions plus petites, les patients ressentent généralement **moins de douleur** après l'opération, nécessitent une hospitalisation plus courte, et peuvent retourner plus rapidement à leurs activités quotidiennes. Ces avantages font de la chirurgie robotique une option attrayante, notamment pour les interventions complexes où la chirurgie traditionnelle serait plus risquée ou entraînerait un rétablissement plus long.

Cependant, la **dimension psychologique** de cette approche technologique peut aussi soulever des questions chez certains patients, qui peuvent être anxieux à l'idée d'être opérés par un robot. Le rôle de l'équipe soignante est alors de rassurer le patient en expliquant que le robot est simplement un **outil de précision** contrôlé par le chirurgien, et que celui-ci reste en permanence en charge de l'opération. Une bonne communication autour des bénéfices, des risques et des détails de la procédure est essentielle pour que le patient se sente en confiance.

5. Défis et perspectives d'avenir

Malgré ses nombreux avantages, la chirurgie assistée par robot présente encore certains **défis**. Le coût élevé des robots et de leur maintenance limite leur accessibilité dans certains établissements, en particulier dans les systèmes de santé moins bien dotés. De plus, bien que les avantages en termes de réduction des complications et de récupération soient indéniables, toutes les interventions chirurgicales ne se prêtent pas encore à cette technologie, et il reste des domaines où la chirurgie traditionnelle conserve sa place privilégiée.

À l'avenir, il est probable que les robots chirurgicaux continueront de se perfectionner, avec des **technologies de plus en plus sophistiquées**, incluant des systèmes de réalité augmentée ou d'intelligence artificielle qui pourraient assister encore davantage le chirurgien dans ses prises de décision. La **téléchirurgie**, qui permettrait à un chirurgien d'opérer à distance, représente également une avancée possible, en particulier dans les régions où l'accès à des chirurgiens spécialisés est limité.

o Comment accompagner le chirurgien dans l'utilisation de nouvelles technologies.

Accompagner le **chirurgien** dans l'utilisation de nouvelles technologies est une démarche à la fois technique et collaborative, qui repose sur la formation, la coordination et l'adaptation constante. Les avancées technologiques dans le domaine chirurgical, telles que la chirurgie assistée par robot, l'imagerie en 3D, les systèmes de navigation chirurgicale et les outils d'intelligence artificielle, apportent des améliorations significatives aux pratiques médicales, mais elles nécessitent une approche structurée pour intégrer efficacement ces innovations dans le quotidien du bloc opératoire. Le personnel soignant, en particulier les aides-soignants, infirmiers et techniciens, joue un rôle central dans cet accompagnement, en étant à la fois des soutiens techniques et des facilitateurs pour assurer le bon déroulement des interventions.

1. Former et informer sur les nouvelles technologies

La première étape pour accompagner efficacement le chirurgien dans l'utilisation de nouvelles technologies est de **s'assurer d'une formation adaptée**. L'introduction d'un nouvel outil ou d'une nouvelle technologie nécessite une **phase d'apprentissage** pour que l'ensemble de l'équipe puisse comprendre le fonctionnement, les avantages et les limites de cette innovation. La formation ne doit pas se limiter au chirurgien, mais doit également inclure l'ensemble du personnel du bloc opératoire, car chacun joue un rôle crucial dans la réussite de l'intervention.

Les aides-soignants et les infirmiers doivent être formés à la **préparation et à la gestion technique** des nouveaux dispositifs.

Par exemple, dans le cas de la chirurgie assistée par robot, ils doivent savoir comment installer le robot, préparer les instruments et vérifier que tout est fonctionnel avant l'opération. De plus, ils doivent être capables de réagir rapidement en cas de problème technique, comme une panne ou un dysfonctionnement, en alertant les techniciens ou en effectuant les premiers ajustements nécessaires.

Au-delà de la maîtrise technique, il est essentiel que l'équipe soignante soit bien informée des **bénéfices et des risques**associés à chaque nouvelle technologie. Cela permet d'avoir une vision claire des objectifs de son utilisation, mais aussi d'être capable d'expliquer au patient pourquoi une technologie spécifique est utilisée et comment elle peut améliorer les résultats de l'intervention. Ce dialogue avec le patient, souvent mené par les soignants, renforce la confiance et contribue à une meilleure prise en charge globale.

2. Assurer une coordination fluide au sein de l'équipe

L'accompagnement du chirurgien dans l'utilisation des nouvelles technologies repose sur une **coordination étroite entre tous les membres de l'équipe chirurgicale**. En effet, l'introduction de technologies sophistiquées modifie la dynamique du bloc opératoire, où chaque membre doit savoir exactement quel est son rôle, quand intervenir et comment communiquer avec les autres. Le chirurgien, bien qu'il soit responsable de l'intervention, ne peut pas tout superviser seul. Il doit pouvoir compter sur une équipe compétente et réactive qui assure la préparation et la gestion technique des équipements.

Les aides-soignants et infirmiers doivent s'assurer que le **matériel nécessaire** à la chirurgie est prêt et opérationnel avant même que l'intervention ne commence. Cela inclut l'installation des instruments spécifiques à la technologie utilisée, comme les bras robotiques, les caméras 3D ou les capteurs de navigation, mais aussi les vérifications préopératoires pour garantir que tous les systèmes fonctionnent correctement. En cas d'alerte technique, la capacité à réagir rapidement et à proposer des solutions est cruciale pour éviter des retards ou des interruptions pendant l'opération.

Pendant l'intervention, une **communication fluide** entre le chirurgien, les infirmiers et les aides-soignants est indispensable. Dans les chirurgies assistées par des technologies complexes, le chirurgien peut opérer à distance via une console, tandis que les soignants restent directement au contact du patient. Ils doivent être capables de relayer les informations importantes en temps réel, d'effectuer les ajustements demandés par le chirurgien, et de surveiller l'état du patient, tout en gérant simultanément les appareils et les instruments. Cette coordination est particulièrement importante lorsque plusieurs technologies sont utilisées en parallèle, comme la combinaison de la robotique et de l'imagerie en 3D.

3. Gérer les imprévus et problèmes techniques

Même avec les technologies les plus avancées, des **imprévus techniques** peuvent survenir, qu'il s'agisse de pannes mécaniques, de bugs logiciels, ou de défaillances des instruments. L'un des rôles majeurs des soignants est de pouvoir gérer ces situations rapidement et efficacement, sans perturber le flux de l'intervention. Cela implique une bonne connaissance du matériel, mais aussi des **protocoles d'urgence** en cas de défaillance.

Les infirmiers et aides-soignants doivent être en mesure d'**identifier rapidement les problèmes techniques**, de les signaler au chirurgien et aux techniciens, et, si nécessaire, de prendre des mesures pour passer en mode manuel ou revenir à des techniques plus conventionnelles. Par exemple, dans le cas d'une chirurgie robotique, si le système de bras robotisé tombe en panne, l'équipe doit être capable de repositionner les instruments et de permettre au chirurgien de reprendre le contrôle directement. Cette capacité à **réagir en temps réel** minimise les interruptions et réduit le stress pour toute l'équipe.

4. Créer un environnement de travail optimisé

La mise en place de nouvelles technologies dans le bloc opératoire nécessite une **réorganisation de l'espace** et des flux de travail. Certains équipements robotiques ou d'imagerie prennent plus de place, demandent une infrastructure particulière (écrans, consoles, câbles) et modifient l'agencement traditionnel du bloc opératoire. Le personnel soignant joue un rôle clé dans la **gestion logistique** de cet environnement, en veillant à ce que l'espace de travail reste fluide et sécurisé.

L'optimisation de l'espace permet non seulement d'éviter des accidents (câbles mal positionnés, encombrement autour du patient), mais aussi d'assurer que chaque membre de l'équipe puisse accéder facilement aux outils et dispositifs dont il a besoin pendant l'opération. Le personnel doit donc anticiper les besoins spécifiques liés à l'utilisation des nouvelles technologies, que ce soit en termes de positionnement du matériel ou de stockage des instruments supplémentaires.

5. Apporter un soutien psychologique au chirurgien et à l'équipe

L'introduction de nouvelles technologies peut générer un **stress supplémentaire** pour le chirurgien, surtout dans les premières phases de mise en place. Ce stress est lié à la nouveauté de l'outil, à la nécessité d'assurer la sécurité du patient tout en s'adaptant à de nouveaux gestes techniques, ou encore à la crainte d'une défaillance technique en pleine opération. L'accompagnement du chirurgien ne se limite donc pas au soutien technique, mais inclut aussi un **soutien psychologique**, en créant un climat de confiance et de collaboration.

Le personnel soignant, par son **professionnalisme et sa réactivité**, contribue à rassurer le chirurgien en lui offrant un cadre stable où il peut se concentrer sur ses tâches opératoires sans avoir à s'inquiéter des aspects techniques. En anticipant ses besoins, en restant proactifs et en étant toujours disponibles pour répondre aux questions ou ajuster les dispositifs, les soignants apportent une réelle sérénité au bloc opératoire.

6. Accompagner le patient dans la compréhension de ces nouvelles technologies

Enfin, accompagner le chirurgien dans l'utilisation des nouvelles technologies inclut également une **dimension éducative**vis-à-vis des patients. Pour certains, l'idée d'être opéré à l'aide d'un robot ou de systèmes complexes d'imagerie peut être source d'inquiétude. Le personnel soignant joue un rôle clé dans l'explication des **bénéfices de la technologie**, en rassurant le patient sur la sécurité et l'efficacité de ces dispositifs.

Les aides-soignants et infirmiers sont souvent les premiers interlocuteurs des patients, et ils doivent être capables d'expliquer en termes simples comment la technologie utilisée permet d'améliorer la précision de la chirurgie, de réduire les complications et de favoriser un rétablissement plus rapide. Une **communication claire** et transparente aide à établir une relation de confiance entre le patient, l'équipe soignante et le chirurgien, ce qui est essentiel pour un déroulement serein de l'intervention.

- **La digitalisation des soins et des protocoles**

   o Les dossiers médicaux informatisés : importance de la traçabilité des soins.

Les **dossiers médicaux informatisés (DMI)** représentent une avancée majeure dans la gestion des informations médicales, permettant un suivi plus précis, une communication améliorée entre les professionnels de santé et une traçabilité rigoureuse des soins. Dans le cadre des soins hospitaliers, la traçabilité des actes médicaux et paramédicaux est une exigence fondamentale pour assurer à la fois la qualité et la sécurité des prises en charge.

Grâce à l'informatisation des dossiers, chaque étape des soins, du diagnostic à la thérapie, peut être consignée de manière systématique et accessible à l'ensemble des acteurs de la santé. Ce suivi exhaustif offre de nombreux avantages, tant pour les professionnels de santé que pour les patients, et améliore la coordination des soins, la continuité des traitements et la transparence des actions.

1. Le rôle central de la traçabilité dans les soins

La **traçabilité des soins** est essentielle pour garantir un suivi rigoureux de l'état de santé des patients et pour prévenir les erreurs médicales. En pratique, elle consiste à enregistrer de manière claire et détaillée chaque acte réalisé sur le patient, qu'il s'agisse de gestes médicaux, de prescriptions, d'administration de traitements ou de soins paramédicaux. Cette démarche permet d'assurer un **suivi continu** et d'éviter des oublis ou des duplications d'actes, qui pourraient entraîner des complications pour le patient.

Dans un contexte où les soins sont souvent multidisciplinaires, la traçabilité devient cruciale pour assurer une **communication fluide** entre les différents professionnels de santé impliqués. Les médecins, infirmiers, aides-soignants, kinésithérapeutes, ou encore pharmaciens doivent pouvoir accéder rapidement aux informations pertinentes pour adapter leurs interventions. Les DMI facilitent cette coordination en centralisant toutes les données médicales en un seul lieu numérique, accessibles en temps réel par tous les intervenants. Cela améliore non seulement la qualité des soins, mais aussi l'efficacité de la prise en charge, en réduisant le temps passé à rechercher des informations.

2. Les bénéfices des dossiers médicaux informatisés

L'un des principaux avantages des **dossiers médicaux informatisés** est la possibilité d'assurer une **traçabilité précise et fiable** des soins prodigués. Contrairement aux dossiers papiers, qui peuvent être incomplets, illisibles ou égarés, les DMI offrent un accès rapide à des informations **précises, datées et sécurisées**. Chaque soin, chaque traitement administré, chaque diagnostic posé est horodaté et signé électroniquement par le professionnel de santé concerné, garantissant une transparence totale.

Cette transparence est particulièrement importante en cas de **litige** ou de **réclamation** de la part du patient. Si une complication survient, il est essentiel de pouvoir retracer toutes les étapes de la prise en charge pour comprendre ce qui s'est passé et, si nécessaire, corriger les erreurs. Les DMI permettent de retrouver facilement les détails de chaque intervention, de chaque prescription, et de chaque modification du traitement, ce qui est beaucoup plus difficile à faire avec des dossiers papiers éparpillés.

De plus, les dossiers médicaux informatisés facilitent le suivi à **long terme** des patients. Pour les patients souffrant de maladies chroniques ou nécessitant des soins prolongés, les DMI permettent de conserver un historique complet des soins reçus, des traitements prescrits et des examens réalisés. Cette vue d'ensemble est cruciale pour adapter les soins en fonction de l'évolution de l'état de santé du patient, et pour éviter des traitements inappropriés ou redondants.

3. Amélioration de la sécurité des soins

L'utilisation des DMI contribue également à une **meilleure sécurité des soins**. En centralisant toutes les informations médicales, les risques d'erreurs liés à une mauvaise communication ou à des informations manquantes sont réduits. Les professionnels de santé peuvent consulter en temps réel l'historique du patient, ses allergies, ses antécédents médicaux, ou encore les traitements en cours. Cela permet d'éviter les interactions médicamenteuses dangereuses, les erreurs de dosage, ou l'administration de médicaments auxquels le patient est allergique.

Les DMI facilitent également la **vérification des protocoles de soins**. Par exemple, dans le cadre de l'administration de médicaments, un suivi rigoureux peut être assuré grâce aux DMI, avec des rappels automatiques pour s'assurer que les traitements sont donnés aux bons moments et dans les bonnes doses. Chaque administration de traitement peut être consignée instantanément, ce qui permet une **traçabilité sans faille**. Cela est particulièrement important dans des environnements hospitaliers où plusieurs équipes se relaient pour prendre en charge un même patient. La transmission d'informations d'une équipe à l'autre est plus fluide, et le risque de mauvaise communication est minimisé.

La **sécurisation des données** est un autre aspect central des DMI. Contrairement aux dossiers papiers, qui peuvent être facilement perdus ou consultés par des personnes non autorisées, les DMI sont protégés par des systèmes de sécurité informatique robustes. L'accès aux données est strictement contrôlé, et seules les personnes autorisées peuvent consulter ou modifier le dossier médical du patient. Cela garantit à la fois la **confidentialité des informations médicales** et la protection contre les violations de données.

4. Facilitation de la prise de décision clinique

Les dossiers médicaux informatisés offrent également aux professionnels de santé des outils pour **faciliter la prise de décision clinique**. Grâce à l'accès en temps réel à l'ensemble des données du patient, les médecins peuvent poser des diagnostics plus rapidement et plus précisément. Par exemple, lors d'une consultation en urgence, un médecin peut consulter immédiatement les résultats d'examens antérieurs, les imageries médicales, ou encore les traitements prescrits par d'autres spécialistes. Cela lui permet de prendre une décision éclairée sans attendre des informations supplémentaires.

Certains systèmes de DMI intègrent également des **aides à la décision clinique**, avec des alertes automatiques ou des recommandations basées sur les meilleures pratiques médicales. Par exemple, si un médecin prescrit un médicament qui pourrait interagir dangereusement avec un traitement en cours, le système peut émettre une alerte pour avertir le médecin et éviter ainsi une erreur potentiellement grave. Ces fonctionnalités renforcent la sécurité et la qualité des soins, tout en allégeant la charge cognitive des professionnels de santé.

En outre, les DMI facilitent le **travail collaboratif** entre les différentes spécialités. Dans les cas complexes où plusieurs médecins spécialistes doivent intervenir, chacun peut accéder au dossier complet et consulter les notes, observations et décisions des autres. Cela favorise une approche multidisciplinaire cohérente et permet d'éviter les contradictions dans les prises en charge. Les réunions de concertation pluridisciplinaires (RCP) sont facilitées par l'accès simultané aux informations à jour de chaque patient.

5. Les défis et limites des DMI

Malgré leurs nombreux avantages, les dossiers médicaux informatisés ne sont pas exempts de défis. L'un des principaux obstacles réside dans la **complexité des systèmes** et la **charge administrative** qu'ils peuvent engendrer. Certains systèmes de DMI peuvent être complexes à utiliser, avec une interface peu intuitive ou des processus longs pour saisir les informations. Cela peut entraîner une **augmentation du temps passé** devant l'ordinateur par les soignants, au détriment du temps passé avec les patients. La surcharge administrative peut également provoquer de la **fatigue numérique**, une frustration ou un épuisement chez les professionnels de santé.

Par ailleurs, l'**interopérabilité** entre différents systèmes de DMI reste parfois un défi. Dans certains pays ou régions, différents établissements de santé utilisent des logiciels différents qui ne communiquent pas bien entre eux. Cela peut entraîner des difficultés dans la transmission des informations lorsque le patient change d'établissement ou consulte différents spécialistes. L'harmonisation et la compatibilité des systèmes de DMI sont des enjeux majeurs pour améliorer la continuité des soins.

6. Perspectives d'évolution

L'avenir des dossiers médicaux informatisés est prometteur, avec des perspectives d'évolution visant à **améliorer l'efficacité** et la **facilité d'utilisation** de ces outils. L'intégration de technologies comme l'**intelligence artificielle** (IA) pourrait permettre de rendre les DMI plus intuitifs et d'automatiser certaines tâches administratives, libérant ainsi du temps pour les soignants. L'IA pourrait aussi être utilisée pour analyser de grandes quantités de données médicales et proposer des **diagnostics prédictifs** ou des traitements personnalisés.

Les **applications mobiles** sont une autre piste de développement. Elles permettraient aux professionnels de santé d'accéder aux DMI directement depuis leur smartphone ou leur tablette, facilitant ainsi la consultation des dossiers lors des déplacements dans les différents services hospitaliers ou en consultation à domicile.

Enfin, l'**engagement des patients** dans la gestion de leurs propres dossiers médicaux devrait se renforcer. Grâce aux portails patients et aux applications dédiées, les patients peuvent déjà consulter leurs dossiers, accéder à leurs résultats d'examens, ou même communiquer avec leurs soignants. Cette **participation active** pourrait être un levier pour améliorer la gestion des soins, en renforçant l'implication des patients dans leur propre santé.

o L'utilisation de technologies de surveillance à distance et leur rôle dans le suivi post-opératoire.

L'**utilisation des technologies de surveillance à distance** dans le suivi post-opératoire représente une avancée significative dans la prise en charge des patients après une intervention chirurgicale. Ces technologies permettent un suivi plus précis, continu et personnalisé, tout en réduisant la nécessité de visites fréquentes à l'hôpital. Elles apportent une dimension innovante à la gestion des soins, améliorant non seulement la sécurité des patients, mais aussi leur confort et leur qualité de vie après une chirurgie. Grâce à l'essor des outils de télémédecine, des capteurs connectés et des applications de suivi, la surveillance à distance devient une composante essentielle du **suivi post-opératoire**, favorisant une convalescence plus sûre et plus efficace.

1. Les différentes technologies de surveillance à distance

Les **technologies de surveillance à distance** incluent un ensemble d'outils qui permettent de suivre en temps réel l'état de santé des patients sans qu'ils aient besoin d'être physiquement présents à l'hôpital. Ces technologies comprennent des **capteurs connectés**, des **dispositifs portables** comme les montres intelligentes ou les bracelets de suivi, ainsi que des **applications mobiles** permettant aux patients de signaler leurs symptômes ou de transmettre leurs données de santé.

Parmi les technologies les plus utilisées, on trouve les **moniteurs de fréquence cardiaque**, les **oxymètres de pouls**, et les **dispositifs de suivi de la pression artérielle**. Ces capteurs, portés par le patient après l'intervention, enregistrent en continu des paramètres vitaux essentiels. Les données collectées sont ensuite transmises via des applications sécurisées au personnel médical, qui peut les analyser à distance. D'autres technologies plus avancées incluent des **patchs connectés**qui surveillent la respiration, les mouvements ou les niveaux d'oxygène, ainsi que des **balances intelligentes** pour surveiller la rétention d'eau, notamment après des interventions cardiaques ou rénales.

De plus, la **télémédecine** s'impose comme un complément incontournable des technologies de surveillance. Grâce aux plateformes de visioconférence, les patients peuvent consulter leur chirurgien ou leur médecin à distance, permettant des **consultations virtuelles** régulières pour discuter de leur rétablissement, ajuster les traitements, ou répondre aux questions sans avoir à se déplacer.

2. Le rôle de la surveillance à distance dans le suivi post-opératoire

Le **suivi post-opératoire** est une phase critique, où les patients peuvent encore être vulnérables à des complications. Traditionnellement, ce suivi s'effectuait par des consultations en personne, où les professionnels de santé vérifiaient les signes vitaux, surveillaient la guérison des plaies, et ajustaient les traitements en fonction de l'évolution de l'état du patient. Toutefois, avec la surveillance à distance, ce suivi peut désormais être beaucoup plus **continu et précis**, offrant une vision en temps réel de la santé du patient.

Ces technologies permettent de détecter rapidement les **complications** post-opératoires, telles que des infections, des hémorragies, ou des troubles respiratoires, en mesurant des signes physiologiques avant même que les symptômes ne deviennent évidents. Par exemple, une élévation subtile de la température corporelle ou une légère chute de la saturation en oxygène peut être captée par les dispositifs de surveillance, alertant ainsi l'équipe soignante d'un problème potentiel avant qu'il ne devienne grave.

Cela est particulièrement pertinent dans des situations où les complications peuvent survenir après la sortie de l'hôpital. Les patients qui ont subi des chirurgies majeures, comme une intervention cardiaque, abdominale ou orthopédique, peuvent développer des problèmes tels que des **emboles pulmonaires**, des **thromboses veineuses profondes**, ou encore des **infections de la plaie**. Grâce aux technologies de surveillance à distance, les signes précurseurs de ces complications peuvent être détectés à un stade précoce, permettant une intervention rapide.

Le **contrôle de la douleur** est également un domaine où ces technologies sont utiles. Les patients peuvent utiliser des applications pour noter régulièrement leur niveau de douleur, ce qui permet aux soignants de suivre l'évolution de la douleur et d'ajuster les traitements antalgiques si nécessaire. De plus, la surveillance des mouvements du patient (grâce à des accéléromètres ou des podomètres intégrés dans des dispositifs portables) permet de vérifier si la mobilité progresse comme prévu, ou au contraire, si le patient montre des signes de ralentissement ou d'immobilité excessive, ce qui pourrait indiquer une complication.

3. Amélioration du confort et de la qualité de vie des patients

L'un des grands bénéfices des technologies de surveillance à distance est qu'elles permettent aux patients de **récupérer à domicile** tout en bénéficiant d'un suivi médical de qualité. Cette approche est particulièrement avantageuse sur le plan psychologique, car la plupart des patients préfèrent se rétablir dans un environnement familier et confortable, entourés de leurs proches, plutôt que de prolonger leur séjour à l'hôpital. La **télésurveillance** réduit donc le stress lié à la convalescence en milieu hospitalier et favorise une meilleure adhésion aux soins, car les patients se sentent plus impliqués dans leur propre guérison.

La réduction des visites physiques à l'hôpital est aussi bénéfique pour les patients ayant des **mobilités réduites**, notamment après des interventions chirurgicales lourdes, ou pour ceux vivant loin des centres de soins. Grâce à la surveillance à distance et à la téléconsultation, ces patients évitent des déplacements fatigants ou coûteux, tout en continuant à recevoir un suivi médical rigoureux. Cela est particulièrement pertinent dans les zones rurales ou dans les situations où les hôpitaux sont surchargés.

De plus, le fait de pouvoir suivre son propre état de santé en temps réel grâce à des dispositifs connectés donne au patient un **sentiment de contrôle**. Ils peuvent voir l'évolution de leurs paramètres vitaux, ce qui les rassure sur leur état de santé. Dans les périodes de doute ou de préoccupation, ces informations peuvent également être partagées instantanément avec l'équipe soignante, permettant de répondre plus rapidement aux questions ou de réagir aux problèmes émergents.

4. Amélioration de l'efficacité pour les professionnels de santé

Pour les professionnels de santé, les technologies de surveillance à distance représentent un atout pour **optimiser le suivi post-opératoire** tout en réduisant la charge de travail liée aux visites en personne. En recevant les données médicales du patient en temps réel, les soignants peuvent **prioriser les interventions** en fonction des besoins réels, intervenant immédiatement en cas de signe de détérioration, ou au contraire, laissant le patient poursuivre sa convalescence sereinement lorsque tout est sous contrôle.

Les médecins peuvent ainsi **gagner en efficacité,** car ils peuvent surveiller plusieurs patients simultanément à distance, sans avoir à effectuer des visites répétées. Les alertes automatiques, qui signalent les anomalies dans les données transmises par les dispositifs de surveillance, permettent d'intervenir de manière proactive. Cela offre un meilleur **suivi individualisé**, car les décisions médicales sont fondées sur des données objectives et continues, plutôt que sur des observations ponctuelles.

De plus, les technologies de surveillance à distance facilitent une **meilleure coordination** entre les différents acteurs impliqués dans le suivi post-opératoire. Les chirurgiens, médecins généralistes, infirmiers, kinésithérapeutes et autres spécialistes peuvent tous accéder aux données du patient en temps réel, ce qui favorise une prise en charge multidisciplinaire et évite les défaillances dans la communication.

5. Défis et perspectives d'avenir

Bien que les technologies de surveillance à distance offrent de nombreux avantages, elles ne sont pas sans défis. Un des premiers obstacles est la **maîtrise des outils technologiques** par les patients eux-mêmes. Tous ne sont pas familiers avec l'utilisation de dispositifs connectés ou d'applications de suivi, notamment les patients âgés ou ceux ayant une faible littératie numérique. Il est donc essentiel que le personnel soignant accompagne les patients dans l'**apprentissage de ces technologies**, en les formant à leur utilisation et en veillant à ce que les dispositifs soient simples d'accès et d'utilisation.

L'**interopérabilité** entre les différents systèmes de surveillance et les dossiers médicaux informatisés est un autre défi. Tous les dispositifs ne communiquent pas forcément bien entre eux, ce qui peut créer des silos de données. Pour surmonter cet obstacle, il est nécessaire de développer des normes communes permettant de **centraliser les données** et de les rendre accessibles à tous les professionnels de santé concernés.

Enfin, la **protection des données personnelles** est un enjeu majeur dans l'utilisation des technologies de surveillance à distance. Les informations transmises sont souvent sensibles, et leur stockage en ligne doit être sécurisé pour éviter tout risque de fuite ou de piratage. Les systèmes doivent donc respecter des normes de sécurité strictes pour protéger la **confidentialité des patients**.

En termes de perspectives d'avenir, les technologies de surveillance à distance continuent d'évoluer avec des dispositifs de plus en plus sophistiqués et précis. Les avancées dans le domaine de l'**intelligence artificielle** pourraient permettre de mieux interpréter les données transmises et de prédire plus efficacement les complications post-opératoires. De plus, avec l'amélioration des outils de **télémédecine** et l'intégration des soins à distance dans les systèmes de santé, il est probable que ces technologies deviendront de plus en plus accessibles et courantes dans le suivi post-opératoire.

- **Les innovations en gestion des plaies et en cicatrisation**

  o Les nouvelles techniques de pansements avancés, de thérapie par pression négative.

Les **nouvelles techniques de pansements avancés** et la **thérapie par pression négative** représentent des avancées majeures dans la prise en charge des plaies complexes, particulièrement dans le domaine chirurgical et des soins des patients présentant des plaies chroniques ou à cicatrisation difficile. Ces techniques permettent d'accélérer la guérison, de réduire les complications infectieuses et d'améliorer la qualité de vie des patients, tout en réduisant le besoin de soins prolongés en milieu hospitalier. Elles sont devenues des outils indispensables pour les soignants, en particulier dans le traitement des plaies postopératoires, des ulcères chroniques, des escarres, et des plaies traumatiques. L'intégration de ces méthodes dans la pratique clinique a permis de transformer la gestion des plaies, en optimisant les résultats et en réduisant les souffrances associées aux cicatrisations lentes.

1. Les pansements avancés : une évolution technologique dans la gestion des plaies

Les **pansesments avancés** sont conçus pour offrir un environnement optimal à la cicatrisation des plaies, en créant des conditions spécifiques qui favorisent la réparation tissulaire tout en minimisant le risque d'infection. Contrairement aux pansements traditionnels, qui se limitent à protéger la plaie des agressions extérieures, les pansements avancés jouent un rôle actif dans le processus de guérison. Ils peuvent être composés de matériaux variés, chacun avec des propriétés spécifiques qui répondent à des besoins particuliers, selon le type de plaie et son stade de guérison.

Parmi les types de pansements avancés, on trouve les **pansesments hydrocolloïdes**, les **pansesments hydrogels**, les **pansesments alginates** et les **pansesments en mousse**. Chacun de ces matériaux est conçu pour maintenir un environnement humide autour de la plaie, ce qui est crucial pour favoriser une cicatrisation rapide. L'humidité contrôlée permet de **stimuler la croissance des cellules**, d'accélérer la migration des kératinocytes (cellules impliquées dans la régénération de la peau) et de limiter la formation de croûtes, qui peuvent ralentir la guérison. Cet environnement humide empêche également la déshydratation des tissus, tout en favorisant le débridement autolytique, un processus naturel où les tissus nécrosés sont éliminés par l'organisme lui-même.

Les **pansements hydrocolloïdes** se transforment en un gel souple au contact des sécrétions de la plaie, créant ainsi une barrière protectrice tout en favorisant la cicatrisation. Ils sont particulièrement utiles pour les plaies peu exsudatives et conviennent aux ulcères, escarres et plaies superficielles.

Les **pansements alginates**, dérivés d'algues, sont particulièrement efficaces pour les plaies très exsudatives, telles que les ulcères veineux ou les plaies infectées. Leur capacité à absorber de grandes quantités d'exsudats tout en libérant du calcium, un facteur essentiel à la coagulation, permet de gérer efficacement les plaies à drainage abondant, en réduisant le risque de macération et d'infection.

Les **pansements hydrogels**, quant à eux, sont adaptés aux plaies sèches ou nécrosées. Leur composition gélifiée permet de maintenir un environnement humide tout en hydratant la plaie, favorisant ainsi le processus de débridement. Ce type de pansement est souvent utilisé pour les brûlures ou les plaies traumatiques où la peau environnante est fragile.

Enfin, les **pansements en mousse** sont utilisés pour les plaies modérément à fortement exsudatives, car ils absorbent l'excès de liquide tout en maintenant l'humidité nécessaire à la cicatrisation. Ils protègent également la plaie contre les frottements et les traumatismes extérieurs, ce qui est essentiel pour les zones du corps soumises à des pressions, comme les talons ou les coudes.

2. La thérapie par pression négative (TPN) : une révolution dans la cicatrisation

La **thérapie par pression négative (TPN)**, également appelée traitement des plaies par aspiration, représente une avancée significative dans le traitement des plaies complexes et difficiles à cicatriser. Cette technique consiste à appliquer une pression négative contrôlée (aspiration) sur la plaie à l'aide d'un système hermétiquement scellé, qui comprend généralement un pansement spécial, un tube de drainage et une unité de pompe.

Le principe de la TPN repose sur plusieurs mécanismes qui **favorisent la cicatrisation**. Tout d'abord, l'aspiration exercée par la pression négative permet d'éliminer les excès de liquide exsudatif, réduisant ainsi le risque d'infection et d'œdème autour de la plaie. En éliminant ce fluide, le milieu devient moins propice à la prolifération des bactéries, et les tissus sont mieux oxygénés, ce qui stimule la régénération tissulaire. La pression négative crée également une **compression douce**des bords de la plaie, favorisant ainsi la **rétraction des tissus** et une fermeture plus rapide de la plaie.

Un autre bénéfice majeur de la TPN est la **stimulation de la perfusion sanguine** dans la région de la plaie. L'aspiration douce augmente l'apport sanguin local, apportant ainsi plus d'oxygène et de nutriments essentiels à la réparation des tissus. De plus, elle active la production de cellules régénératrices, telles que les fibroblastes et les cellules endothéliales, qui sont essentielles à la formation de nouveaux vaisseaux sanguins et à la cicatrisation.

La TPN est particulièrement indiquée pour les **plaies profondes**, les **plaies infectées**, les **plaies chirurgicales** ouvertes, et les **ulcères diabétiques** ou veineux complexes. Elle est également couramment utilisée après des interventions chirurgicales majeures, comme les greffes cutanées ou les plaies résultant de débridements chirurgicaux. En postopératoire, la TPN peut réduire la durée de cicatrisation et prévenir les complications, telles que l'infection ou la déhiscence (ouverture) de la plaie.

Les systèmes de TPN sont disponibles sous plusieurs formes, y compris des unités portables, permettant aux patients de **poursuivre leur traitement à domicile** tout en bénéficiant d'un suivi médical à distance. Cela améliore considérablement la qualité de vie des patients, en réduisant la nécessité de séjours prolongés à l'hôpital ou de pansements quotidiens.

3. Impacts cliniques et avantages pour les patients

L'introduction de ces **techniques de pansements avancés et de TPN** a eu un impact majeur sur la gestion des plaies, en particulier dans les milieux hospitaliers et ambulatoires. Ces méthodes apportent des **bénéfices significatifs** non seulement en termes de vitesse de cicatrisation, mais aussi en termes de **réduction des infections**, d'amélioration de la qualité de vie des patients, et de diminution des coûts globaux des soins.

L'un des avantages les plus remarquables est la **réduction des complications**. En maintenant un environnement optimal pour la cicatrisation et en réduisant le risque de contamination bactérienne, les pansements avancés et la TPN contribuent à **minimiser les infections** et les interventions chirurgicales supplémentaires. Les patients souffrant de plaies chroniques ou post-opératoires bénéficient ainsi d'une cicatrisation plus rapide et plus sécurisée, avec moins de risque de nécessiter une réhospitalisation.

De plus, ces technologies permettent de **réduire la douleur** liée aux soins des plaies. Les pansements avancés, grâce à leurs propriétés protectrices et leur capacité à maintenir une humidité contrôlée, évitent les traumatismes récurrents de la plaie causés par les changements de pansements fréquents. La TPN, en réduisant l'œdème et en favorisant une cicatrisation plus rapide, aide également à soulager la douleur associée aux plaies ouvertes.

L'aspect psychologique ne doit pas non plus être négligé. Les patients souffrant de plaies chroniques ou de plaies postopératoires complexes peuvent vivre une **angoisse**

importante liée à la lenteur de la cicatrisation, au risque d'infection et à la nécessité de soins constants. Les pansements avancés et la TPN permettent de **rassurer** les patients en offrant une solution plus efficace et confortable. En réduisant les soins répétitifs et les hospitalisations prolongées, ces technologies améliorent la qualité de vie des patients, qui peuvent souvent bénéficier de traitements à domicile, tout en ayant la certitude que leur plaie est surveillée et traitée de manière optimale.

4. Défis et perspectives d'avenir

Bien que les **pansesments avancés et la TPN** aient démontré leur efficacité, certains défis demeurent. L'un des principaux obstacles est **le coût élevé** de ces technologies, qui peut limiter leur accessibilité, en particulier dans les établissements de santé à faibles ressources ou dans les pays en développement. Toutefois, à long terme, ces techniques permettent souvent de réduire les coûts globaux des soins en diminuant la durée des hospitalisations et en évitant des complications coûteuses.

Par ailleurs, une **formation adéquate** des professionnels de santé est nécessaire pour garantir une utilisation optimale de ces technologies. La mise en place et la gestion de la TPN, par exemple, nécessitent une bonne compréhension des paramètres de pression, de l'application des pansements hermétiques et du suivi des résultats cliniques. Des erreurs dans l'utilisation de ces dispositifs peuvent compromettre la cicatrisation et entraîner des complications supplémentaires.

En termes de perspectives, l'innovation dans le domaine des **pansesments avancés et de la TPN** continue d'évoluer. De nouveaux matériaux, tels que les pansements **intelligents**, capables de détecter les signes précoces d'infection ou de libérer des médicaments directement dans la plaie, sont en cours de développement. Ces technologies promettent de révolutionner encore davantage la gestion des plaies, en offrant des solutions encore plus personnalisées et efficaces.

o   L'impact de ces technologies sur la durée de séjour des patients et les soins à domicile.

L'introduction des **technologies avancées dans le traitement des plaies**, telles que les **pansesments avancés** et la **thérapie par pression négative (TPN)**, a considérablement modifié la manière dont les patients sont pris en charge après une chirurgie ou en cas de plaies complexes. L'une des conséquences les plus marquantes de ces innovations est leur impact direct sur la **durée de séjour à l'hôpital** et le **développement des soins à domicile**. Ces technologies permettent d'améliorer la gestion des plaies, en accélérant la cicatrisation et en réduisant les complications, ce qui contribue non seulement à réduire la durée des hospitalisations, mais aussi à favoriser une transition plus rapide et plus sécurisée vers les soins à domicile. Cela améliore la qualité de vie des patients tout en optimisant les ressources hospitalières.

1. Réduction de la durée de séjour à l'hôpital

L'une des premières répercussions des technologies avancées dans la prise en charge des plaies est la **réduction significative de la durée de séjour des patients** à l'hôpital. Traditionnellement, les patients présentant des plaies complexes ou des plaies postopératoires nécessitant une surveillance accrue restaient hospitalisés pendant de longues périodes. Cela permettait aux équipes médicales de suivre l'évolution de la cicatrisation, d'appliquer des soins fréquents, de prévenir les infections et de gérer les complications éventuelles. Cependant, avec les technologies modernes de traitement des plaies, ces besoins peuvent être pris en charge de manière plus efficace, même à distance.

Les **pansesments avancés**, par exemple, permettent de **créer un environnement optimal** pour la cicatrisation tout en minimisant la nécessité de changer fréquemment les pansements. En assurant un contrôle des exsudats et en réduisant les risques d'infection, ces pansements permettent de maintenir les plaies dans des conditions stables pendant plusieurs jours, voire une semaine, sans avoir besoin d'une surveillance quotidienne. Les patients peuvent ainsi être **déchargés plus rapidement** de l'hôpital, car leur plaie peut être suivie à domicile avec des soins moins fréquents mais tout aussi efficaces.

La **thérapie par pression négative** (TPN) a également un effet direct sur la durée d'hospitalisation. En accélérant la cicatrisation et en réduisant le risque d'infection grâce à l'aspiration contrôlée des fluides et à l'amélioration de la perfusion tissulaire, la TPN permet de raccourcir le temps de surveillance active nécessaire après une intervention chirurgicale ou un traitement des plaies. Cela est particulièrement avantageux dans le cadre des **plaies chirurgicales complexes**, telles que les incisions profondes ou les plaies post-greffe, où la gestion des sécrétions et la prévention des infections sont des priorités. La possibilité de surveiller l'état de la plaie à distance, grâce aux systèmes de TPN portables, permet de **désengorger les hôpitaux** tout en assurant que les patients continuent de recevoir des soins de haute qualité à domicile.

2. Transition vers les soins à domicile

L'un des impacts les plus transformateurs de ces technologies est la **facilitation des soins à domicile**. Auparavant, les patients souffrant de plaies chroniques ou postopératoires devaient souvent rester hospitalisés ou se rendre fréquemment en consultation pour un suivi rigoureux des plaies. Grâce aux avancées dans les technologies de traitement des plaies, ces soins peuvent désormais être effectués à domicile, offrant ainsi aux patients plus de confort et de liberté tout en réduisant la pression sur les ressources hospitalières.

Les **pansements avancés** nécessitent moins de changements fréquents, ce qui permet aux patients de gérer leurs soins à domicile avec l'aide d'infirmiers ou d'aides-soignants formés à ces nouvelles techniques. Cela réduit non seulement la fréquence des visites à l'hôpital, mais permet également aux patients de rester dans leur environnement familier, ce qui favorise souvent un meilleur rétablissement psychologique et émotionnel. Les pansements en mousse, hydrocolloïdes ou alginates, par exemple, peuvent être laissés en place plusieurs jours sans compromettre la cicatrisation, ce qui permet aux patients de poursuivre leurs activités quotidiennes avec un minimum d'interruption.

La **thérapie par pression négative**, de plus en plus accessible sous forme de dispositifs portables, représente un atout majeur pour les soins à domicile. Ces systèmes sont conçus pour être faciles à utiliser par les patients ou les soignants à domicile, tout en offrant une surveillance continue des plaies. Les patients peuvent ainsi poursuivre leur traitement à domicile avec un suivi médical à distance, ce qui réduit les déplacements fréquents à l'hôpital pour les consultations. La TPN est particulièrement bénéfique pour les patients présentant des **plaies chroniques** telles que les ulcères diabétiques ou les escarres, qui nécessitent un suivi à long terme. En permettant la cicatrisation dans un cadre non hospitalier, ces technologies améliorent la qualité de vie des patients tout en optimisant les ressources soignantes.

3. Impact économique et gestion des ressources hospitalières

La **réduction de la durée d'hospitalisation** grâce à ces technologies a également un impact économique important pour les établissements de santé. En permettant une sortie plus rapide des patients tout en garantissant une continuité des soins à domicile, les technologies de traitement des plaies contribuent à réduire les **coûts associés aux séjours prolongés** à l'hôpital. Cela est particulièrement pertinent dans les systèmes de santé où les ressources sont limitées et où la gestion efficace des lits d'hôpital est cruciale.

En **désengorgeant les hôpitaux**, ces technologies permettent de libérer des lits pour des patients ayant besoin de soins aigus ou de chirurgies complexes. Elles réduisent également le risque d'infections nosocomiales, car les patients vulnérables passent moins de temps en milieu hospitalier, où le risque de contracter une infection secondaire est plus élevé. Cela se traduit par une meilleure gestion des ressources hospitalières, une diminution des coûts liés aux complications postopératoires et une amélioration globale de la qualité des soins offerts.

Pour les **patients**, la possibilité de recevoir des soins à domicile réduit également les coûts liés aux déplacements fréquents vers l'hôpital ou aux consultations régulières. Les patients bénéficient non seulement d'un suivi médical continu, mais aussi d'un environnement plus propice à la guérison. Les coûts pour le système de santé global sont également réduits, car les soins à domicile nécessitent moins de ressources institutionnelles qu'un suivi hospitalier intensif.

4. Amélioration de la qualité de vie et de la récupération

Outre l'impact économique, l'utilisation de ces technologies dans la gestion des plaies post-opératoires a un effet considérable sur **l'amélioration de la qualité de vie** des patients. La **flexibilité** apportée par les dispositifs de surveillance à domicile et la réduction des soins intensifs nécessaires à l'hôpital permettent aux patients de retrouver une certaine autonomie plus rapidement, tout en continuant à bénéficier de soins optimaux.

En facilitant une cicatrisation plus rapide et plus efficace, les **pansesments avancés** et la **TPN** permettent de réduire les douleurs associées aux changements de pansements fréquents, d'éviter les complications infectieuses, et d'améliorer le confort général des patients pendant la convalescence. Le fait de pouvoir suivre une thérapie de cicatrisation à domicile, avec des technologies discrètes et non invasives, réduit également le stress et l'anxiété liés à l'hospitalisation, créant ainsi un **environnement de guérison plus favorable**.

Les technologies comme la TPN permettent également une **mobilisation précoce**, un facteur essentiel pour prévenir les complications liées à l'immobilité prolongée, telles que les embolies ou les escarres. Les patients opérés pour des pathologies lourdes, comme les interventions abdominales ou orthopédiques, peuvent ainsi se rétablir dans des conditions optimales, avec des dispositifs légers et portables qui ne limitent pas leurs mouvements, tout en favorisant une cicatrisation rapide.

5. Perspectives et défis à venir

L'impact de ces technologies sur la réduction de la durée de séjour à l'hôpital et le développement des soins à domicile est clairement positif, mais il existe encore des **défis à relever** pour une adoption plus large. L'un des principaux obstacles est **l'accès inégal** à ces technologies, qui sont encore coûteuses pour de nombreux établissements de santé ou patients. Si les économies à long terme sont évidentes, les coûts initiaux peuvent freiner leur déploiement dans certains contextes. Des efforts doivent être faits pour rendre ces dispositifs plus abordables et plus largement disponibles.

En outre, une **formation adéquate** du personnel soignant, tant à l'hôpital qu'à domicile, est essentielle pour garantir une utilisation optimale de ces dispositifs. Les soignants doivent être formés à l'utilisation des technologies avancées, à la surveillance des patients à domicile et à la détection des complications potentielles. Les patients eux-mêmes doivent être accompagnés pour comprendre comment utiliser ces dispositifs, en particulier ceux nécessitant une gestion quotidienne comme la TPN.

Les **progrès technologiques** futurs, tels que les pansements intelligents capables de surveiller en temps réel l'état de la plaie et de libérer des médicaments en réponse aux besoins, devraient encore renforcer la capacité à fournir des soins à domicile efficaces et sûrs. L'intégration croissante des **technologies de surveillance à distance** et de la télémédecine dans la prise en charge des plaies pourrait également offrir de nouvelles solutions pour améliorer la continuité des soins, avec des systèmes capables d'alerter immédiatement les soignants en cas de détection d'anomalies.

Chapitre 8

La Réhabilitation et la Convalescence Post-Chirurgicale

- **La rééducation fonctionnelle après la chirurgie**

  o   Collaboration avec les kinésithérapeutes pour la mobilisation précoce des patients.

La **collaboration avec les kinésithérapeutes pour la mobilisation précoce des patients** joue un rôle crucial dans le rétablissement post-opératoire et la prévention des complications liées à l'immobilité prolongée. En chirurgie, en soins intensifs ou après des traumatismes importants, la capacité à mobiliser les patients dès les premiers jours après une intervention influence directement la qualité de leur rétablissement. Cette mobilisation précoce, effectuée en collaboration entre le personnel soignant, les infirmiers, les aides-soignants et les kinésithérapeutes, est devenue une composante essentielle des protocoles de réhabilitation.

La **mobilisation précoce** consiste à encourager et aider les patients à se mouvoir, à marcher, à s'asseoir ou à effectuer des exercices respiratoires et physiques dans les heures ou les jours qui suivent une opération. Elle est particulièrement importante pour prévenir les complications telles que les **thromboses veineuses profondes**, les **emboles pulmonaires**, les **infections respiratoires** et les **escarres**, qui surviennent souvent chez les patients alités pendant de longues périodes. De plus, cette approche active la circulation sanguine, améliore la fonction pulmonaire et accélère le processus de guérison des plaies.

1. Importance de la collaboration avec les kinésithérapeutes

La mobilisation précoce repose sur une **collaboration étroite** entre les différents professionnels de santé, chacun apportant ses compétences spécifiques. Les kinésithérapeutes, experts en mouvement et en réhabilitation, jouent un rôle clé dans la planification et l'exécution des programmes de mobilisation des patients. Cependant, la réussite de ces programmes dépend d'une **communication fluide et d'un travail d'équipe coordonné** entre le kinésithérapeute et le personnel soignant, notamment les infirmiers et aides-soignants, qui interagissent quotidiennement avec les patients et supervisent leur progression.

Le rôle des kinésithérapeutes est de **conseiller, évaluer et guider** les patients dans des exercices adaptés à leur condition, tout en évitant de mettre trop de pression sur les zones opérées ou les parties du corps fragilisées. Ils établissent un plan de mobilisation individualisé en fonction du type de chirurgie, des pathologies associées et de l'état général du patient. Les **infirmiers et aides-soignants**, quant à eux, sont responsables de la surveillance continue du patient et de la mise en pratique quotidienne de ces exercices. Ils doivent s'assurer que le patient est correctement installé, que les mouvements sont effectués en toute sécurité, et qu'il n'y a pas de complications liées à l'activité physique.

Cette **coordination interdisciplinaire** permet de garantir que la mobilisation se fait de manière progressive et adaptée, sans précipitation ni risques inutiles pour le patient. Par exemple, dans les cas de chirurgie orthopédique, comme après une prothèse de hanche ou de genou, les kinésithérapeutes commencent par des exercices simples, comme des **mobilisations passives** (où le soignant aide à bouger les articulations du patient) pour éviter l'atrophie musculaire et stimuler la circulation. Les aides-soignants poursuivent ensuite ces exercices au quotidien, en s'assurant que le patient progresse graduellement vers des mouvements actifs, comme le fait de se lever ou marcher avec assistance.

2. Mise en œuvre de la mobilisation précoce

La **mobilisation précoce** des patients commence dès que leur état général le permet, souvent dans les **24 à 48 heures suivant une intervention chirurgicale**. La première étape consiste à **évaluer l'état physique** du patient pour déterminer son niveau de tolérance à l'activité. Cette évaluation est réalisée par l'équipe soignante, sous la supervision du kinésithérapeute, afin de vérifier qu'il n'y a pas de contre-indications à la mobilisation, telles que des complications cardiovasculaires ou des troubles respiratoires.

Les kinésithérapeutes créent alors un programme de rééducation individualisé, adapté à la chirurgie subie par le patient et à ses conditions de santé préexistantes. Par exemple, après une **chirurgie abdominale**, le programme de mobilisation pourra inclure des exercices de respiration pour prévenir les complications pulmonaires, ainsi que des mouvements doux pour éviter les adhérences et les douleurs post-opératoires. En revanche, après une **chirurgie cardiaque**, la mobilisation doit être progressive, avec des mouvements limités dans un premier temps, pour ne pas trop solliciter le cœur.

L'intervention des aides-soignants dans ce processus est primordiale, car ce sont eux qui vont souvent être en première ligne pour encourager le patient à se lever, à marcher ou à effectuer des mouvements dans son lit. Sous les conseils des kinésithérapeutes, les aides-soignants assistent le patient à se mettre debout ou à se déplacer avec un déambulateur, tout en surveillant les signes de fatigue, de douleur ou de malaise. Cette approche coordonnée permet au patient d'avancer à son rythme, en fonction de ses capacités et de sa tolérance à l'effort.

Les **exercices respiratoires** sont également une composante clé de la mobilisation précoce. Les kinésithérapeutes enseignent aux patients des techniques de respiration profonde et l'utilisation de spiromètres incitatifs pour prévenir les infections pulmonaires et les complications respiratoires souvent liées à l'immobilité. Les infirmiers et aides-soignants, après avoir été formés à ces techniques, poursuivent ces exercices plusieurs fois par jour avec les patients, en s'assurant que leur fonction pulmonaire reste optimale.

3. Les bénéfices pour le patient

La **mobilisation précoce** des patients, réalisée en étroite collaboration avec les kinésithérapeutes, a des **bénéfices clairs et bien documentés** pour le rétablissement et la prévention des complications. L'un des avantages majeurs est la **réduction des complications liées à l'immobilité**, telles que les thromboses veineuses profondes, les embolies pulmonaires et les escarres. En favorisant la circulation sanguine et la contraction des muscles, la mobilisation réduit le risque de formation de caillots sanguins dans les veines profondes des jambes, une complication fréquente chez les patients alités.

De plus, la mobilisation précoce améliore la **fonction respiratoire**. Les patients immobilisés sont plus à risque de développer des **infections pulmonaires** ou des **atélectasies** (réduction de la capacité pulmonaire), en raison de la stagnation des sécrétions dans les poumons. Les exercices respiratoires, associés à une mobilisation physique progressive, permettent de prévenir ces complications en augmentant la ventilation pulmonaire.

En outre, la **mobilisation accélère la guérison des plaies** et diminue le risque d'infection des sites chirurgicaux. Une meilleure circulation sanguine permet un apport accru en nutriments et en oxygène aux tissus en cicatrisation, favorisant ainsi la réparation tissulaire. Les patients qui sont mobilisés précocement montrent souvent une **récupération plus rapide** de leur fonction musculaire et articulaire, évitant ainsi la raideur et l'atrophie musculaire.

Enfin, sur le plan **psychologique**, la mobilisation précoce joue un rôle positif en redonnant au patient un sentiment de contrôle et d'autonomie. Être capable de se lever, de marcher ou de participer activement à sa réhabilitation améliore la confiance en soi, diminue l'anxiété liée à l'immobilité et au sentiment de dépendance, et favorise une meilleure récupération globale. La présence des soignants et des kinésithérapeutes pour encourager et accompagner le patient dans ces premières étapes renforce ce sentiment de soutien, ce qui est essentiel pour la motivation du patient à poursuivre sa rééducation.

4. Défis et perspectives d'amélioration

Malgré les nombreux avantages de la mobilisation précoce, il existe des **défis** à surmonter pour garantir son succès dans tous les contextes. L'un des principaux obstacles est **l'état physique et psychologique** des patients après une chirurgie. Certains patients peuvent se sentir trop faibles ou anxieux à l'idée de se mobiliser, ce qui nécessite une approche douce et progressive, ainsi qu'un soutien constant de la part des soignants et des kinésithérapeutes. Il est également important de respecter le rythme du patient, en évitant toute pression excessive, afin de prévenir les risques de rechute ou de blessures supplémentaires.

La **formation continue** du personnel soignant est un autre aspect crucial pour améliorer la collaboration avec les kinésithérapeutes. Les aides-soignants et infirmiers doivent être formés aux techniques de mobilisation, à l'utilisation des aides techniques (comme les déambulateurs, les lits électriques ou les ceintures de transfert), ainsi qu'à la détection des signes de fatigue ou de complications pendant les exercices. Une **coordination régulière** entre les équipes de rééducation et le personnel soignant permet d'adapter les programmes de mobilisation en fonction de la progression du patient.

Les **perspectives d'avenir** incluent l'intégration de nouvelles technologies pour faciliter la rééducation et la mobilisation précoce. Par exemple, des dispositifs de **réalité virtuelle** ou des technologies de **suivi des mouvements** pourraient être utilisés pour guider et motiver les patients dans leur rééducation à domicile ou en milieu hospitalier. Ces innovations, combinées à une meilleure intégration des soins et une communication efficace entre les équipes, pourraient encore améliorer les résultats des programmes de mobilisation précoce.

o   Techniques pour encourager la reprise d'autonomie : soins quotidiens, hygiène et confort.

La **reprise d'autonomie** des patients, particulièrement après une intervention chirurgicale ou pendant la convalescence à la suite d'une maladie prolongée, est un objectif central dans le processus de réhabilitation. Cette reprise d'autonomie passe par la capacité du patient à réaliser progressivement, de manière indépendante, les **soins quotidiens**, à prendre en charge son **hygiène** et à veiller à son propre **confort**. Il s'agit d'un processus essentiel pour favoriser la guérison, restaurer la confiance en soi et améliorer la qualité de vie. Encourager cette reprise d'autonomie nécessite une approche bienveillante et progressive de la part des soignants, avec une coordination entre les infirmiers, les aides-soignants, les kinésithérapeutes et le patient lui-même.

1. Encourager la reprise des soins quotidiens

Les **soins quotidiens** englobent une série de gestes simples mais fondamentaux que le patient doit progressivement réapprendre à faire seul, notamment s'habiller, se nourrir, et gérer ses activités de base. Après une hospitalisation ou une immobilisation prolongée, ces tâches peuvent sembler difficiles à accomplir de manière autonome. Le rôle des soignants est de guider, soutenir et encourager le patient dans la reprise de ces actions.

a. Adaptation du rythme

L'une des premières étapes pour encourager la reprise d'autonomie est de respecter le **rythme du patient**. Il est essentiel d'adapter les soins à son niveau d'énergie et à ses capacités, sans précipitation. Le soignant doit encourager le patient à réaliser les tâches progressivement, en commençant par des gestes simples. Par exemple, il peut s'agir d'enfiler ses vêtements ou de s'asseoir pour manger, avec un soutien minimal. Petit à petit, l'accompagnement doit diminuer pour laisser place à l'indépendance.

b. Utilisation d'aides techniques

Le recours à des **aides techniques** peut être très utile pour faciliter la reprise d'autonomie. Des accessoires comme les barres d'appui, les rehausseurs de siège, les ustensiles de cuisine adaptés (comme des couverts ergonomiques) ou les déambulateurs peuvent rendre le patient plus autonome dans ses mouvements et dans la réalisation de ses soins quotidiens. Par exemple, une personne ayant des difficultés à se déplacer peut être encouragée à utiliser un fauteuil roulant ou un déambulateur pour se rendre à la salle de bain ou à la salle à manger, tout en participant activement à ses soins.

c. Renforcement positif

L'un des aspects psychologiques les plus importants est l'**encouragement** et le **renforcement positif**. Chaque geste réussi, même minime, doit être valorisé pour renforcer la confiance du patient en ses capacités. Un patient qui se sent soutenu et encouragé est plus susceptible de persévérer et de développer son autonomie. L'accompagnement bienveillant, sans impatience, permet au patient de progresser à son rythme, en se sentant maître de ses progrès.

2. Reprendre en charge son hygiène personnelle

L'**hygiène personnelle** est souvent une priorité pour les patients, mais c'est aussi une tâche qui peut devenir complexe à réaliser seul après une période de fragilité. Le rôle des soignants est de rendre cette tâche aussi accessible que possible, tout en encourageant le patient à retrouver progressivement son indépendance.

a. Adapter l'environnement

Pour encourager le patient à s'occuper de son hygiène, il est important de **rendre l'environnement sûr et pratique**. Des modifications simples dans la salle de bain, comme des barres d'appui, un siège de douche, des tapis antidérapants ou des accessoires pour laver le dos, peuvent aider le patient à se laver sans assistance. Les aides-soignants peuvent également montrer comment utiliser ces équipements et guider le patient dans leurs premiers essais.

b. Encourager la participation progressive

Même si, au début, le patient peut avoir besoin d'assistance pour des tâches comme se laver ou se brosser les dents, il est important de l'encourager à participer de plus en plus à ces soins. Cela peut commencer par des gestes simples, comme se laver le visage, se brosser les cheveux ou s'essuyer après le bain. Progressivement, le patient pourra effectuer ces tâches de manière plus complète, avec moins d'aide de la part du soignant.

c. Respecter la dignité et l'intimité

L'hygiène personnelle est une activité intimement liée à la **dignité**. Il est essentiel que les soignants respectent l'intimité du patient, même s'il a besoin d'assistance pour certaines tâches. En encourageant le patient à faire autant que possible par lui-même et en l'accompagnant de manière discrète, on préserve son sentiment de dignité. Par exemple, un soignant peut rester à proximité, prêt à intervenir si nécessaire, tout en laissant au patient l'espace pour accomplir les gestes d'hygiène seul.

3. Améliorer le confort et encourager la gestion du quotidien

Le **confort** est un facteur clé dans la récupération d'un patient et dans sa volonté de reprendre en main son quotidien. Le confort ne concerne pas uniquement les aspects physiques comme la position dans le lit ou le fauteuil, mais aussi le bien-être émotionnel et mental du patient.

a. Gestion de la douleur

L'une des premières étapes pour aider un patient à retrouver son autonomie est de **gérer efficacement sa douleur**. Une douleur non contrôlée peut entraver les efforts du patient pour bouger, se lever ou accomplir des tâches de base. Les soignants doivent s'assurer que le **traitement antalgique** est bien adapté et que le patient est encouragé à bouger dès que la douleur est sous contrôle. Des techniques non-médicamenteuses, comme les **changements de position**, les **massages légers**, ou l'utilisation de **coussins de soutien**, peuvent aussi améliorer le confort et encourager les mouvements.

b. Confort émotionnel et relationnel

Le **confort émotionnel** est tout aussi important que le confort physique. Un patient qui se sent anxieux, isolé ou déprimé aura plus de mal à s'engager dans une reprise d'autonomie. Les soignants jouent un rôle crucial dans l'**écoute active** du patient, en prenant le temps de parler avec lui, de répondre à ses questions et de le rassurer. Le **soutien moral** et la **présence bienveillante** des soignants contribuent à créer un environnement apaisant, où le patient se sent à l'aise pour prendre des initiatives.

c. Encourager l'autonomie dans le choix des activités quotidiennes

En plus des soins d'hygiène, encourager le patient à **prendre des décisions** dans son quotidien est essentiel pour renforcer sa confiance en lui. Le soignant peut, par exemple, lui proposer de choisir ses vêtements, de décider du moment où il veut prendre son bain ou de participer à la préparation de ses repas (si cela est possible). L'idée est de redonner progressivement le contrôle au patient sur ses propres choix et son emploi du temps. Cela contribue non seulement à restaurer son sentiment d'autonomie, mais aussi à améliorer sa qualité de vie.

4. Techniques pour maintenir la motivation

L'une des difficultés dans la reprise d'autonomie réside dans le maintien de la **motivation** du patient, surtout si le processus est long ou semé de difficultés. Pour éviter que le patient ne se décourage, il est important de lui donner des objectifs réalistes et de valoriser chaque progrès.

a. Fixer des objectifs progressifs

L'un des moyens les plus efficaces pour maintenir la motivation est de **fixer des objectifs à court terme**, réalistes et atteignables. Plutôt que de viser des résultats trop ambitieux, qui pourraient décourager le patient s'ils ne sont pas atteints rapidement, il est préférable de proposer des étapes intermédiaires. Chaque petite victoire, comme réussir à se laver seul ou marcher jusqu'à la salle de bain, doit être valorisée pour encourager le patient à continuer.

b. Impliquer le patient dans sa prise en charge
L'implication active du patient dans son propre processus de réhabilitation est essentielle. Les soignants peuvent discuter avec lui de son plan de soins et l'encourager à exprimer ses préférences et ses préoccupations. Le patient doit se sentir partie prenante de son rétablissement, ce qui renforce son engagement à atteindre les objectifs fixés.

c. Créer un environnement stimulant
Un **environnement stimulant** et motivant peut également jouer un rôle clé dans la reprise d'autonomie. Les soignants peuvent encourager les interactions sociales avec d'autres patients, les visites de la famille ou l'intégration d'activités plaisantes dans la routine du patient (lecture, musique, jeux). Ces moments de plaisir et de détente aident le patient à se sentir plus autonome et à maintenir une attitude positive.

- **Le suivi post-opératoire à domicile**

  o Préparer le patient et sa famille à la sortie : gestion des soins à la maison.

La **préparation du patient et de sa famille à la sortie de l'hôpital**, et la gestion des soins à la maison, constitue une étape cruciale dans le processus de rétablissement. Cette transition de l'hôpital au domicile peut être source d'inquiétude pour le patient et ses proches, en raison des nouveaux défis liés à la continuité des soins, la gestion des traitements et l'adaptation à un environnement non médicalisé. Pour garantir une sortie réussie et un suivi optimal à domicile, il est essentiel de bien **informer, former et soutenir** à la fois le patient et sa famille. Le rôle des soignants est de fournir des conseils clairs, des explications détaillées et un accompagnement personnalisé pour que la gestion des soins à domicile se fasse en toute sérénité et sécurité.

1. Préparer le patient et sa famille : l'importance de l'information

Une bonne préparation à la sortie commence par une **information claire et complète**. Les soignants, en collaboration avec l'équipe médicale, doivent fournir des explications détaillées sur les soins que le patient devra poursuivre chez lui, les traitements à suivre, et les précautions à prendre. Cette information doit être adaptée à chaque patient en fonction de ses besoins spécifiques, qu'il s'agisse de soins postopératoires, de la gestion d'une maladie chronique ou de la récupération après un accident ou une longue hospitalisation.

a. Explications des soins à domicile
Les **soins à domicile** peuvent inclure des gestes variés, comme le nettoyage des plaies, le changement de pansements, l'administration de médicaments, la surveillance des signes vitaux ou encore la rééducation physique. Le personnel soignant doit donc **enseigner ces techniques** aux proches du patient ou au patient lui-même, selon sa capacité à se gérer de façon autonome. Les démonstrations pratiques sont souvent indispensables pour s'assurer que les gestes sont bien compris et seront réalisés correctement une fois à domicile.

b. Gestion des traitements et suivi médical
Le **suivi des traitements** constitue une autre priorité. Si le patient doit prendre des médicaments à heures fixes, gérer des doses spécifiques ou suivre des injections, il est essentiel que lui et sa famille comprennent parfaitement la posologie et les modalités d'administration. Les soignants peuvent fournir un **planning écrit** ou un guide des traitements, expliquant précisément quels médicaments prendre, à quel moment, et les effets secondaires éventuels à surveiller. Cela peut inclure l'utilisation d'un pilulier pour organiser les médicaments de la semaine, ou l'installation de rappels pour ne pas oublier les prises.

c. Anticiper les complications possibles

Il est également essentiel de **préparer la famille à réagir** en cas de complication ou de situation imprévue. Le personnel soignant doit indiquer les signes d'alerte qui nécessiteraient une consultation médicale ou un retour à l'hôpital. Ces signes peuvent inclure une douleur inhabituelle, une fièvre, des difficultés respiratoires, des saignements, ou des anomalies dans le suivi de la plaie. Les proches doivent être bien informés sur les démarches à suivre et sur les numéros à contacter en cas d'urgence.

2. Formation et démonstration des soins à domicile

Le succès de la gestion des soins à domicile repose sur la **formation des aidants** et, si possible, du patient. Cette formation se fait en plusieurs étapes et implique à la fois des explications théoriques et des **démonstrations pratiques**. Le but est de s'assurer que les soins à domicile seront bien compris et appliqués correctement, pour éviter des erreurs qui pourraient compromettre la guérison ou mettre la santé du patient en danger.

a. Démonstration des gestes techniques

Pour des soins spécifiques comme le changement de pansements, les injections d'insuline, ou la gestion des perfusions, les soignants doivent effectuer des **démonstrations pratiques** directement au lit du patient. La famille est encouragée à participer et à reproduire les gestes sous la supervision des infirmiers ou aides-soignants, jusqu'à ce qu'ils se sentent suffisamment en confiance pour réaliser ces soins seuls. Il est aussi utile de leur fournir des **fiches techniques illustrées**, récapitulant chaque étape des soins.

b. Utilisation des aides techniques et équipements médicaux

Si le patient rentre chez lui avec des **équipements médicaux**, tels qu'un lit médicalisé, un fauteuil roulant, une pompe à perfusion ou un appareil pour la respiration assistée, il est primordial de former la famille à l'utilisation correcte de ces dispositifs. Les soignants expliquent non seulement comment installer ces équipements, mais aussi comment les entretenir, les nettoyer, et résoudre les pannes courantes. Ils fournissent également des instructions pour assurer la **sécurité** du patient à domicile, en aménageant par exemple l'espace de manière à éviter les chutes ou les accidents.

c. Hygiène des soins à domicile
L'un des points essentiels pour les soins à domicile est le maintien d'une bonne **hygiène** lors des soins prodigués, afin de prévenir les infections. Les soignants doivent insister sur l'importance du **lavage des mains**, de l'utilisation de gants, de la désinfection des surfaces et du matériel, ainsi que des précautions à prendre pour manipuler les pansements ou les dispositifs médicaux. Cette prévention est particulièrement importante pour les patients présentant des plaies, des dispositifs intraveineux, ou des cathéters.

3. Organisation et adaptation de l'environnement domestique

Le retour à la maison nécessite souvent une **réorganisation de l'espace de vie** pour répondre aux besoins spécifiques du patient, surtout si celui-ci a des limitations physiques ou une mobilité réduite. L'environnement domestique doit être sécurisé, fonctionnel et confortable pour faciliter la transition et encourager la reprise d'autonomie du patient.

a. Aménager l'espace pour plus de sécurité
Il peut être nécessaire d'**adapter certaines pièces**, comme la chambre à coucher ou la salle de bain, pour éviter les accidents. Des **barres d'appui**, des **sièges de douche** ou des **rampes** peuvent être installés pour aider le patient à se déplacer en toute sécurité. Les obstacles dans les couloirs doivent être dégagés pour éviter les chutes, et un lit médicalisé peut être installé si le patient a besoin d'être assisté pour se lever ou changer de position fréquemment.

b. Créer un environnement favorable au confort
Outre les aspects de sécurité, il est important de créer un

environnement de confort qui contribue au bien-être du patient. Une pièce bien éclairée, aérée et équipée de tout le nécessaire à portée de main (eau, télécommande, téléphone) peut faciliter la vie quotidienne et encourager la mobilité progressive. Les soignants doivent aussi sensibiliser la famille sur l'importance de maintenir un environnement calme et apaisant, ce qui est bénéfique pour la récupération physique et psychologique du patient.

4. Soutien psychologique et émotionnel du patient et de sa famille

La **dimension émotionnelle** de la sortie de l'hôpital ne doit pas être négligée. Le retour à domicile, bien que souvent attendu avec impatience, peut être une source d'anxiété pour le patient et ses proches, surtout si des soins complexes doivent être prodigués. Il est important que les soignants apportent un **soutien psychologique** en plus des conseils pratiques.

a. Apaiser les inquiétudes
Les proches, parfois appelés à devenir les **aidants principaux**, peuvent se sentir dépassés par la responsabilité des soins. Le personnel soignant doit non seulement les former techniquement, mais aussi les rassurer sur leur capacité à prendre en charge le patient. Il est important de leur rappeler qu'ils ne sont pas seuls et qu'une **aide extérieure** (infirmiers à domicile, services de soins à domicile) peut être sollicitée si besoin.

b. Maintenir un lien avec le personnel soignant
Le patient et sa famille doivent savoir qu'ils peuvent **maintenir un lien** avec l'équipe médicale, même après la sortie de l'hôpital. Ils doivent être informés des possibilités de **télésurveillance**, des visites à domicile par des professionnels de santé, ou des consultations régulières pour suivre l'évolution de la santé du patient. Cette continuité des soins est essentielle pour éviter les réhospitalisations et pour surveiller les complications potentielles.

c. Gérer l'anxiété du patient

Pour le patient, la sortie de l'hôpital peut être accompagnée d'un sentiment d'**inquiétude** face à sa nouvelle autonomie, en particulier s'il ressent encore des douleurs ou des difficultés à se déplacer. Les soignants doivent prendre le temps de parler avec lui, de répondre à ses questions, et de le rassurer sur les ressources disponibles à domicile pour lui offrir le même niveau de soin et de confort qu'à l'hôpital. Le soutien moral et la présence des proches sont également des facteurs clés pour apaiser ces craintes.

5. Implication des services d'aide et des professionnels de santé à domicile

Enfin, il est essentiel de mettre en place un **réseau de soutien à domicile** pour assurer la continuité des soins. Les services de **soins à domicile**, les **infirmiers libéraux** ou les **aides-soignants à domicile** peuvent prendre le relais des soins hospitaliers pour garantir un suivi de qualité.

a. Services de soins à domicile

Si les soins à domicile nécessitent des compétences spécifiques (changement de pansements complexes, administration de traitements intraveineux, etc.), il est recommandé de faire appel à des **infirmiers à domicile** qui se chargeront de ces actes médicaux. Ces professionnels peuvent également effectuer des visites régulières pour surveiller l'évolution de la santé du patient, vérifier la cicatrisation des plaies, ou ajuster les traitements si nécessaire.

b. Assistance pour les tâches quotidiennes

Dans certains cas, il peut être utile de solliciter une **aide à domicile** pour accompagner le patient dans les tâches du quotidien, comme la préparation des repas, le ménage, ou l'aide à la toilette. Ces services permettent de soulager la famille et de garantir que le patient reçoit une aide adaptée à ses besoins.

- o   Éducation du patient sur la prévention des infections, l'alimentation, et la gestion de la douleur.

L'**éducation du patient** est une composante essentielle des soins, particulièrement dans le cadre de la prévention des infections, de l'alimentation et de la gestion de la douleur. Pour les patients, être informé et formé sur ces aspects de leur santé joue un rôle fondamental dans leur rétablissement, leur qualité de vie et la prévention des complications après une intervention chirurgicale ou en cas de maladie chronique. Les soignants, en collaboration avec les autres professionnels de santé, ont la responsabilité de transmettre les connaissances nécessaires de manière simple et accessible, afin que les patients puissent participer activement à leur propre santé.

1. Prévention des infections : une priorité pour la guérison

La **prévention des infections** est une priorité absolue, notamment après une chirurgie ou en présence de dispositifs médicaux comme des cathéters, des sondes ou des pansements sur des plaies ouvertes. Une infection peut non seulement retarder la guérison, mais aussi entraîner des complications graves. Il est donc crucial que les patients et leurs proches soient bien formés sur les **mesures d'hygiène** et les précautions à prendre à domicile.

a. Hygiène des mains

Le premier geste de prévention contre les infections est le **lavage des mains**. Les soignants doivent insister sur l'importance de se laver les mains régulièrement, en particulier avant de toucher une plaie, de changer un pansement ou de manipuler des dispositifs médicaux. Le patient et ses proches doivent comprendre que le lavage des mains avec de l'eau et du savon ou l'utilisation de solutions hydroalcooliques est la première barrière contre les infections. Une bonne technique de lavage des mains, en frottant toutes les surfaces pendant au moins 20 secondes, doit être démontrée et encouragée.

b. Gestion des plaies et des dispositifs médicaux

Si le patient a des **plaies** qui nécessitent des soins réguliers, il est indispensable qu'il sache comment les **nettoyer et changer les pansements** en respectant des conditions d'hygiène strictes. Les soignants peuvent montrer comment manipuler les pansements sans risque de contamination et expliquer l'importance de garder la zone propre et sèche. Il est également nécessaire d'alerter le patient sur les signes d'infection à surveiller, tels que des rougeurs, des gonflements, une douleur anormale ou un écoulement de la plaie.

Pour les dispositifs médicaux, comme les **cathéters** ou les **sondes urinaires**, il est important d'expliquer les précautions à prendre pour éviter les infections. Cela inclut la manipulation correcte des dispositifs, leur nettoyage régulier, et l'observation de signes d'infection ou de dysfonctionnement. Les patients doivent aussi être informés de l'importance de **ne pas retarder les soins médicaux** en cas de doute ou de symptômes inquiétants.

c. Environnement domestique propre

Enfin, la prévention des infections passe également par le maintien d'un **environnement propre** à domicile. Les patients doivent être encouragés à nettoyer régulièrement les surfaces de la maison, à désinfecter les équipements médicaux, et à maintenir une bonne ventilation dans les pièces où ils passent du temps. Un environnement sain contribue à la protection contre les infections et facilite la guérison.

2. Alimentation : un pilier pour le rétablissement

Une **alimentation équilibrée** joue un rôle clé dans le processus de guérison et dans le maintien d'une bonne santé globale. Après une chirurgie ou pendant la convalescence d'une maladie, les besoins nutritionnels du corps augmentent pour soutenir la réparation des tissus, renforcer le système immunitaire et restaurer l'énergie. L'éducation du patient sur les bases d'une alimentation saine et adaptée à son état est donc essentielle pour optimiser son rétablissement.

a. Importance des nutriments essentiels

Les patients doivent être informés sur les **nutriments essentiels** qui favorisent la guérison. Les protéines, par exemple, sont indispensables pour la **réparation des tissus** et la régénération cellulaire. Elles se trouvent dans les viandes maigres, le poisson, les œufs, les légumineuses et les produits laitiers. Les **vitamines** et **minéraux**, comme la vitamine C (présente dans les agrumes et les légumes verts) et le zinc (présent dans la viande, les noix et les céréales complètes), sont également cruciaux pour soutenir le système immunitaire et accélérer la cicatrisation des plaies.

Les patients doivent aussi comprendre l'importance de **l'hydratation**. Boire suffisamment d'eau aide à maintenir une bonne circulation sanguine, à éliminer les toxines et à favoriser une cicatrisation rapide. Il est recommandé de boire au moins 1,5 à 2 litres d'eau par jour, sauf contre-indication médicale.

b. Alimentation adaptée aux conditions médicales

Certains patients peuvent avoir des **besoins nutritionnels spécifiques** en fonction de leur état de santé. Par exemple, après une intervention chirurgicale au niveau du système digestif, une alimentation plus légère et facile à digérer sera privilégiée. Les patients souffrant de maladies chroniques, comme le diabète ou l'insuffisance rénale, devront également adapter leur régime alimentaire pour respecter les recommandations médicales. Les soignants, en lien avec les diététiciens, doivent fournir des conseils adaptés et personnalisés pour aider le patient à choisir les bons aliments tout en respectant ses préférences et ses habitudes alimentaires.

c. Encourager l'autonomie dans la gestion des repas

L'éducation sur l'alimentation ne doit pas se limiter à la théorie ; il est important d'encourager le patient à **reprendre le contrôle** de ses repas en préparant des plats simples et équilibrés, même si cela demande un certain accompagnement au début. Le soignant peut aider à établir un **planning des repas** équilibré, en incluant des aliments riches en nutriments essentiels, et encourager la famille à participer au soutien nutritionnel du patient. Il est aussi utile de sensibiliser sur l'importance d'éviter les **aliments transformés** et riches en sucres ou graisses, qui peuvent ralentir la guérison et affecter la santé globale.

3. Gestion de la douleur : une composante essentielle du bien-être

La **gestion de la douleur** est un autre aspect fondamental dans l'éducation du patient, surtout après une chirurgie ou en cas de maladie chronique. Une douleur mal contrôlée peut non seulement affecter la qualité de vie du patient, mais aussi ralentir le processus de guérison en empêchant une mobilisation précoce et en créant de l'anxiété. Il est donc crucial que les patients et leurs proches comprennent comment gérer efficacement la douleur, à la fois avec des **traitements médicamenteux** et des **techniques non-médicamenteuses**.

a. Comprendre et utiliser les traitements médicamenteux
Les soignants doivent expliquer au patient l'importance de **prendre les antalgiques** comme prescrit, même si la douleur est modérée. En effet, attendre que la douleur devienne insupportable avant de prendre un médicament peut rendre plus difficile son contrôle. Les patients doivent également être informés sur les différentes catégories d'antalgiques (paracétamol, anti-inflammatoires, opioïdes), leurs effets secondaires, et les signes à surveiller qui pourraient indiquer un surdosage ou un effet indésirable.

b. Techniques non-médicamenteuses pour soulager la douleur
En plus des médicaments, les patients peuvent apprendre des **techniques non-médicamenteuses** pour gérer la douleur. Ces méthodes incluent la **relaxation**, la **respiration contrôlée**, l'**application de chaleur ou de froid** sur les zones douloureuses, ou encore des **changements de position** réguliers pour éviter les raideurs musculaires. Les kinésithérapeutes peuvent également introduire des **exercices doux** qui améliorent la circulation sanguine et réduisent la douleur.

L'utilisation de la **distraction**, par la lecture, la musique ou d'autres activités plaisantes, peut aussi aider à réduire la perception de la douleur. Les soignants doivent encourager le patient à trouver des stratégies qui lui conviennent et à les utiliser en complément des traitements médicamenteux.

c. Suivi et ajustement de la gestion de la douleur
Il est important que les patients sachent que la **gestion de la douleur est évolutive**. La douleur peut diminuer ou fluctuer au cours du rétablissement, et les traitements doivent parfois être ajustés. Les patients et leurs proches doivent être encouragés à **communiquer avec les soignants** pour évaluer régulièrement l'intensité de la douleur et ajuster le traitement si nécessaire. L'objectif est de maintenir un niveau de confort optimal pour favoriser la récupération et la reprise d'une vie active.

- **La coordination avec les services d'aide à domicile**

  o Assurer la continuité des soins post-opératoires avec les équipes de soins à domicile.

Assurer la **continuité des soins post-opératoires** est une composante essentielle du processus de guérison, surtout pour les patients qui retournent à domicile après une intervention chirurgicale. La transition entre le milieu hospitalier et le domicile doit se faire de manière fluide, avec une coordination étroite entre les équipes hospitalières et les **équipes de soins à domicile**. Cette collaboration permet d'assurer que les patients reçoivent des soins adaptés et que leur rétablissement se poursuive sans interruption, tout en minimisant les risques de complications ou de réhospitalisation. Pour garantir cette continuité, il est nécessaire de bien préparer la sortie du patient, de transmettre les informations essentielles et de mettre en place des stratégies de suivi adaptées.

1. Préparer une sortie sécurisée et bien coordonnée

La **préparation de la sortie** de l'hôpital est la première étape pour garantir une continuité des soins optimale. Elle implique une évaluation approfondie de l'état du patient et des soins dont il aura besoin une fois à domicile. Cette étape nécessite une communication étroite entre les médecins, les infirmiers, les aides-soignants et les équipes de soins à domicile pour s'assurer que le transfert de responsabilité se fasse sans risque pour le patient.

a. Évaluer les besoins du patient

Avant la sortie, l'équipe hospitalière doit faire une **évaluation complète** de l'état du patient. Cela inclut l'évaluation de sa capacité à s'occuper de lui-même, les soins spécifiques qu'il nécessite, comme les changements de pansements, l'administration de médicaments ou les soins respiratoires, ainsi que les équipements médicaux dont il pourrait avoir besoin à domicile. Si le patient présente des conditions complexes (plaies ouvertes, sondes, cathéters), il est important d'évaluer s'il pourra recevoir les soins adéquats à domicile ou s'il devra faire appel à des **professionnels de santé spécialisés**.

b. Coordination avec les équipes de soins à domicile

Une fois l'évaluation faite, une **coordination active** avec les équipes de soins à domicile est indispensable. Les informations essentielles sur l'état du patient doivent être transmises aux infirmiers ou aides-soignants à domicile de manière précise et complète. Ce transfert d'informations inclut le plan de soins, les traitements en cours, les rendez-vous médicaux à suivre, ainsi que les points à surveiller (risques d'infection, évolution des plaies, gestion de la douleur). La création d'un **dossier médical partagé** ou l'utilisation d'outils numériques de télémédecine permet de faciliter cette transmission d'informations en temps réel, garantissant ainsi une continuité parfaite entre l'hôpital et le domicile.

c. Impliquer le patient et sa famille

L'implication du patient et de sa famille est essentielle pour la réussite de cette transition. Ils doivent être pleinement informés et impliqués dans la préparation de la sortie, notamment en ce qui concerne les soins à apporter à domicile. Les soignants doivent prendre le temps d'expliquer les gestes à réaliser et de répondre à toutes les questions du patient et de ses proches. Les aidants familiaux, en particulier, doivent être formés aux soins de base, comme le nettoyage des plaies ou l'administration des traitements, afin de s'assurer qu'ils se sentent compétents pour gérer ces tâches une fois à domicile.

2. Suivi médical et ajustement des soins à domicile

La **continuité des soins post-opératoires** repose sur un suivi régulier du patient à domicile pour ajuster les traitements en fonction de l'évolution de son état de santé. Cela inclut des visites à domicile par des professionnels de santé, des consultations téléphoniques ou des téléconsultations, ainsi qu'un suivi médical rigoureux pour éviter les complications et assurer que la convalescence se déroule dans les meilleures conditions.

a. Visites régulières des infirmiers à domicile

Les **infirmiers à domicile** jouent un rôle clé dans le suivi post-opératoire. Ils sont chargés d'assurer les soins techniques, comme le changement de pansements, la surveillance des plaies chirurgicales, l'administration de médicaments (par voie orale, intraveineuse ou par injection), ou encore le suivi des dispositifs médicaux (sondes, cathéters, etc.). Ces visites régulières permettent d'évaluer l'évolution de la guérison, de prévenir les infections, et de s'assurer que les consignes médicales sont bien respectées. Les infirmiers à domicile sont également des interlocuteurs privilégiés pour répondre aux questions du patient et ajuster les soins si nécessaire.

b. Communication avec l'équipe médicale

La **communication entre les équipes de soins à domicile et l'équipe médicale** de l'hôpital est primordiale pour assurer une continuité sans faille. Les infirmiers à domicile doivent pouvoir contacter rapidement les médecins ou les chirurgiens en cas de doute ou de problème. Ils jouent un rôle d'interface en transmettant des informations régulières sur l'évolution du patient. Si des complications surviennent, comme une infection de la plaie, une augmentation de la douleur ou des signes de dysfonctionnement d'un dispositif médical, il est crucial que ces informations soient relayées rapidement pour ajuster les traitements et éviter des complications plus graves.

c. Ajustement des soins en fonction de l'évolution du patient
Au fur et à mesure de la guérison, les soins post-opératoires doivent être ajustés. Les équipes de soins à domicile, en collaboration avec les médecins, évaluent régulièrement l'état du patient et ajustent les traitements ou la fréquence des visites en fonction de son évolution. Par exemple, si les plaies guérissent bien et que le patient gagne en autonomie, les visites peuvent être espacées. À l'inverse, si des complications surviennent ou si l'état du patient se dégrade, des soins plus intensifs peuvent être mis en place, ou une réhospitalisation peut être envisagée.

3. Éducation du patient pour renforcer l'autonomie

L'un des objectifs de la continuité des soins post-opératoires est de **renforcer l'autonomie** du patient afin qu'il puisse progressivement prendre en charge ses propres soins. Cette approche est essentielle pour le bien-être du patient et pour prévenir les complications liées à une dépendance excessive aux soins extérieurs.

a. Formation aux soins quotidiens
Les équipes de soins à domicile jouent un rôle important dans l'**éducation du patient** pour qu'il soit capable de réaliser certains soins par lui-même, comme changer un pansement simple, surveiller sa plaie ou prendre ses médicaments correctement. Cette formation doit être progressive et adaptée au rythme du patient. Chaque progrès doit être encouragé, et le patient doit être

soutenu pour qu'il gagne en confiance dans la gestion de sa propre santé.

b. Suivi des paramètres vitaux et surveillance des signes d'alerte

Les patients doivent également être formés à la **surveillance de leurs paramètres vitaux**, comme la température corporelle, la pression artérielle, ou la saturation en oxygène, s'ils présentent des risques spécifiques. Apprendre à reconnaître les **signes d'alerte** (fièvre, rougeur autour de la plaie, douleur intense, essoufflement) est une compétence essentielle pour le patient et sa famille, car cela permet de réagir rapidement en cas de complication. Les soignants à domicile doivent non seulement fournir ces informations, mais aussi expliquer comment réagir et à qui s'adresser en cas de problème.

c. Encourager la mobilité et l'indépendance

Une des priorités des soins post-opératoires à domicile est de **favoriser la reprise de la mobilité** du patient et de lui permettre de retrouver une certaine indépendance. Cela peut inclure des exercices de rééducation pour restaurer la mobilité après une chirurgie orthopédique, ou l'apprentissage de gestes simples pour éviter de solliciter les zones opérées. Les kinésithérapeutes à domicile jouent un rôle essentiel dans cette réhabilitation, en proposant des exercices adaptés et en encourageant le patient à bouger progressivement.

4. Utilisation de la télémédecine et de la télésurveillance

Avec les avancées technologiques, la **télémédecine** et la **télésurveillance** jouent un rôle de plus en plus important dans la continuité des soins post-opératoires. Ces outils permettent de surveiller l'état du patient à distance et de garantir une réactivité rapide en cas de problème.

a. Consultations en ligne

Les **téléconsultations** offrent une solution pratique pour permettre aux patients de consulter leur médecin ou leur chirurgien sans avoir à se déplacer. Ce suivi à distance est particulièrement utile pour les patients qui vivent loin des centres hospitaliers ou pour ceux dont la mobilité est réduite. Pendant ces consultations, le patient peut discuter de son évolution, poser des questions et obtenir des ajustements de traitement si nécessaire. Ces consultations permettent également aux soignants à domicile d'échanger directement avec les médecins pour ajuster les soins en temps réel.

b. Dispositifs de télésurveillance
Certains patients, en particulier ceux qui présentent des risques post-opératoires plus élevés, peuvent bénéficier de **dispositifs de télésurveillance** qui permettent de suivre en continu leurs paramètres vitaux (comme la fréquence cardiaque ou la saturation en oxygène) et de détecter rapidement toute anomalie. Ces dispositifs envoient des alertes aux professionnels de santé en cas de détection de signes préoccupants, ce qui permet d'intervenir rapidement et d'éviter des complications graves.

o   Organiser les transmissions entre le service de chirurgie et les équipes extérieures.

L'**organisation des transmissions** entre le service de chirurgie et les équipes extérieures, telles que les soins à domicile ou les services de rééducation, est une étape cruciale pour assurer la continuité des soins après une intervention chirurgicale. Une transmission efficace permet de garantir que les informations essentielles sur l'état du patient, ses besoins médicaux et son plan de soins sont correctement communiquées, évitant ainsi les erreurs ou les ruptures dans la prise en charge. Cette coordination entre le milieu hospitalier et les équipes extérieures contribue à sécuriser la sortie du patient, à prévenir les complications et à favoriser un rétablissement optimal. Pour que ces transmissions soient fluides et complètes, elles doivent être méthodiquement planifiées, structurées et réalisées en temps opportun.

1. L'importance d'une communication claire et structurée

La **communication** entre le service de chirurgie et les équipes extérieures doit être **claire, structurée et précise** pour garantir que chaque professionnel impliqué dans les soins du patient dispose des informations nécessaires pour continuer la prise en charge sans interruption. Cette communication concerne à la fois les **infirmiers libéraux**, les **aides-soignants à domicile**, les **kinésithérapeutes**, ainsi que les **médecins traitants** qui superviseront la convalescence du patient à domicile.

a. Identifier les besoins spécifiques du patient

La première étape de la transmission consiste à **identifier les besoins spécifiques** du patient post-opératoire. Il s'agit d'évaluer les soins à apporter une fois que le patient quitte le service de chirurgie. Cela inclut la gestion des pansements, les soins de plaies, l'administration de médicaments (y compris les injections ou perfusions si nécessaires), la surveillance des paramètres vitaux, et d'éventuelles séances de rééducation ou de kinésithérapie. Une **évaluation globale** de l'état de santé du patient est essentielle pour anticiper les besoins à domicile et adapter les soins à ses capacités et à son environnement.

b. Informations essentielles à transmettre

Lors de la transmission des informations au personnel de soins extérieur, il est indispensable de **fournir un compte rendu détaillé** de l'intervention chirurgicale, des suites opératoires et de l'état de santé actuel du patient. Cela inclut :

- Les résultats de l'opération : la nature de l'intervention, les complications éventuelles, et les soins postopératoires immédiats.
- Les recommandations spécifiques du chirurgien : soins des plaies, limitations physiques, consignes pour la rééducation.

- Le plan de traitement : les prescriptions médicales (antibiotiques, antalgiques, anticoagulants, etc.), les doses, la fréquence et la durée des traitements.
- Les dispositifs médicaux utilisés (cathéters, sondes, drains) et leur gestion à domicile.
- Les rendez-vous de suivi postopératoire et les consultations de contrôle prévues.

Ces informations doivent être rédigées de manière claire et synthétique, en utilisant des **terminologies médicales précises**, pour éviter toute ambiguïté. Le dossier médical peut inclure un **résumé de sortie** qui détaille ces éléments, et qui est ensuite transmis aux équipes extérieures.

2. Structurer les transmissions pour une continuité fluide

La transmission des informations doit se faire de manière méthodique et structurée afin d'éviter toute perte d'information et garantir une prise en charge harmonieuse. Une bonne organisation permet d'assurer une continuité des soins efficace et sans failles.

a. Réunions de coordination

Avant la sortie du patient, il est essentiel de **planifier une réunion de coordination** entre le personnel du service de chirurgie et les équipes de soins extérieures, notamment les infirmiers à domicile. Ces réunions permettent de passer en revue l'état du patient, de confirmer les soins nécessaires, et de s'assurer que les équipes à domicile comprennent bien les consignes et peuvent répondre aux besoins du patient. Elles sont aussi l'occasion de poser des questions, d'anticiper les éventuelles difficultés et d'ajuster le plan de soins si nécessaire.

Les réunions de coordination peuvent se faire de manière physique, mais elles peuvent aussi être réalisées par **visioconférence** ou appel téléphonique, surtout dans des contextes où la mobilité est restreinte ou pour des équipes situées dans des zones éloignées.

b. Transmissions écrites et orales

La **transmission orale** entre le service hospitalier et les équipes extérieures, bien que rapide et efficace, doit toujours être complétée par une **transmission écrite**. Un **compte rendu de sortie** doit être rédigé pour le patient et remis en main propre ou envoyé aux équipes extérieures. Ce document doit contenir toutes les informations relatives à l'intervention, aux soins postopératoires, aux recommandations spécifiques, ainsi qu'aux résultats des examens complémentaires effectués durant l'hospitalisation.

L'**aspect oral** des transmissions reste également crucial, surtout pour clarifier certaines informations ou pour insister sur les points essentiels à surveiller. Par exemple, si le patient présente un risque d'infection important, il est indispensable de signaler cette priorité aux équipes extérieures pour qu'elles restent particulièrement vigilantes sur les signes avant-coureurs.

3. L'importance de la technologie pour améliorer les transmissions

L'utilisation de la **technologie** et des outils numériques permet de simplifier et de renforcer les transmissions entre les équipes de soins. La digitalisation des dossiers médicaux, l'utilisation de plateformes sécurisées de partage d'informations et la télémédecine jouent un rôle majeur dans l'amélioration de la continuité des soins.

a. Dossiers médicaux partagés

Les **dossiers médicaux partagés** en ligne permettent aux différentes équipes médicales (chirurgiens, médecins traitants, infirmiers, kinésithérapeutes) d'avoir un accès instantané aux informations médicales du patient, garantissant ainsi une mise à jour rapide et continue du suivi de santé. Ces outils permettent de réduire les risques de perte d'information ou de transmission incomplète et facilitent une **coordination en temps réel**.

b. Utilisation de la télémédecine

La **télémédecine** offre des possibilités intéressantes pour assurer un suivi régulier des patients à domicile. Grâce à des consultations à distance, les médecins ou chirurgiens peuvent vérifier l'évolution du patient, répondre à des questions et ajuster les soins si nécessaire. Ce suivi à distance permet aussi aux équipes extérieures de contacter facilement l'équipe chirurgicale en cas de doute ou de complications.

De plus, la **télésurveillance** peut être utilisée pour suivre certains paramètres vitaux (tension artérielle, fréquence cardiaque, saturation en oxygène) ou l'évolution de la plaie chirurgicale, grâce à des outils connectés. Les résultats sont alors envoyés directement aux équipes médicales, permettant une réactivité plus rapide en cas d'anomalies.

4. Anticiper les complications et favoriser une communication continue

L'un des objectifs principaux des transmissions est de **prévenir les complications** et d'assurer un suivi continu et rigoureux du patient. Il est donc essentiel que les équipes de soins à domicile soient bien informées sur les signes d'alerte à surveiller, les complications potentielles et les démarches à suivre en cas de problème.

a. Identification des risques postopératoires

Certaines complications postopératoires, comme les **infections**, les **hémorragies**, ou les **problèmes respiratoires**, doivent être identifiées précocement. L'équipe hospitalière doit donc informer clairement les soignants à domicile sur les **signes d'alerte** à surveiller (fièvre, écoulement anormal d'une plaie, essoufflement, douleur intense), et sur les **protocoles d'urgence** à suivre. Une communication continue avec les médecins référents permet d'assurer que ces signes sont immédiatement rapportés et traités.

b. Suivi des traitements et ajustement des soins

La gestion des traitements à domicile (prise de médicaments, gestion des pansements, etc.) nécessite une **coordination étroite** entre les soignants et les équipes chirurgicales. Les ajustements nécessaires doivent être faits rapidement si l'évolution du patient l'exige. Cette communication continue entre le chirurgien, les infirmiers et le patient est essentielle pour garantir que les soins restent adaptés à l'évolution de la guérison et pour prévenir les rechutes.

c. Intégrer le patient dans le suivi

Enfin, il est crucial d'impliquer activement le patient dans son propre suivi. Le patient doit être **éduqué sur les signes d'alerte**, sur les soins qu'il peut faire lui-même, et sur les moments où il doit consulter son médecin. Cette approche permet non seulement de renforcer l'autonomie du patient, mais aussi de réduire le risque de complications en l'alertant précocement.

Chapitre 9

La Gestion des Conflits et des Situations Difficiles avec les Patients

- **Gérer les patients agressifs ou difficiles**

  o Techniques de désescalade en cas de confrontation avec des patients anxieux ou agressifs.

Les **techniques de désescalade** sont des stratégies essentielles pour gérer les situations de confrontation avec des patients anxieux ou agressifs, en particulier dans le cadre hospitalier ou médical. L'anxiété, la douleur, la confusion ou même des troubles psychiatriques peuvent provoquer des réactions de stress ou d'agressivité chez certains patients, créant des situations difficiles à gérer pour les soignants. Il est donc crucial d'adopter des techniques de désescalade adaptées pour désamorcer les tensions, apaiser les émotions et rétablir une communication respectueuse et bienveillante. Ces techniques sont basées sur une **écoute active**, une **communication empathique** et une **attitude non menaçante**, permettant de créer un environnement sécurisé pour le patient et pour le personnel soignant.

1. Créer un environnement sécurisé et rassurant

La première étape pour gérer une situation de confrontation est de **créer un environnement sécurisé** et apaisant pour le patient. Un environnement stressant ou bruyant peut amplifier l'anxiété et provoquer une montée d'agressivité. Par conséquent, il est important d'agir sur l'environnement physique et émotionnel pour désamorcer les tensions.

a. Réduire les stimuli stressants
Dans un contexte médical, un environnement bruyant, surpeuplé ou chaotique peut déclencher ou aggraver l'anxiété d'un patient. Il est donc essentiel de **réduire les stimuli stressants**, en amenant le patient dans un endroit plus calme, moins éclairé ou isolé des autres personnes, si possible. Cela permet de limiter la surcharge sensorielle et d'offrir au patient un cadre propice à l'apaisement.

b. Posture non menaçante
Adopter une **posture non menaçante** est également crucial pour désamorcer une situation potentiellement agressive. Il s'agit

d'éviter de se tenir trop près du patient, de ne pas croiser les bras ni adopter une posture qui pourrait être perçue comme autoritaire ou agressive. Il est souvent recommandé de se positionner légèrement de côté par rapport au patient, de garder les mains visibles et détendues, et d'éviter tout contact visuel prolongé ou insistant, qui pourrait être perçu comme un défi. Cette approche favorise un climat de sécurité et montre au patient qu'il n'y a aucune menace.

2. Utiliser une communication empathique et active

La **communication empathique** est au cœur des techniques de désescalade. Lorsque les patients se sentent écoutés et compris, ils ont tendance à se calmer et à modérer leur comportement. La manière dont le soignant communique, tant verbalement que non verbalement, peut donc considérablement influencer l'issue de la situation.

a. L'écoute active
L'**écoute active** consiste à prêter attention aux paroles du patient sans l'interrompre, tout en reformulant ses propos pour montrer qu'il est bien compris. Il est important de laisser le patient exprimer son anxiété, sa frustration ou sa colère sans chercher à le corriger immédiatement ou à minimiser ses émotions. Par exemple, si un patient est en colère à cause d'un retard dans les soins, le soignant peut répondre en reformulant : "*Je comprends que vous soyez contrarié par ce retard. Vous avez le droit d'être frustré, et je suis ici pour essayer de vous aider.*" Cette approche démontre que les émotions du patient sont reconnues et prises au sérieux, ce qui contribue à apaiser la situation.

b. Parler calmement et doucement
Le **ton de la voix** est également un outil puissant dans la désescalade. Parler calmement, lentement et doucement aide à calmer les émotions exacerbées. Il est important d'éviter de hausser le ton ou de parler trop rapidement, car cela peut être perçu comme une agression ou augmenter le niveau de stress. En utilisant un ton apaisant et des phrases courtes, le soignant envoie

un message de maîtrise et de tranquillité, ce qui incite souvent le patient à ajuster son propre comportement.

c. Faire preuve d'empathie et valider les émotions du patient

L'empathie est fondamentale pour désamorcer une situation tendue. Valider les émotions du patient signifie reconnaître ce qu'il ressent sans nécessairement être d'accord avec lui. Dire par exemple : *"Je vois que vous êtes très inquiet. C'est tout à fait compréhensible dans votre situation"* permet au patient de se sentir écouté et respecté, ce qui peut diminuer son agressivité. Cette reconnaissance des émotions doit être sincère, car une validation superficielle ou condescendante peut au contraire aggraver la situation.

3. Désamorcer les tensions par une approche collaborative

Adopter une **approche collaborative** permet de dévier la confrontation vers une recherche de solution commune. En impliquant le patient dans la résolution du problème, il se sent pris en considération et capable de participer activement à son propre soin, ce qui réduit souvent la tension.

a. Proposer des choix pour redonner le contrôle

Les patients en situation d'anxiété ou d'agressivité peuvent se sentir **dépouillés de leur autonomie** ou avoir l'impression de perdre le contrôle de leur situation. Une manière efficace de désamorcer cette perception est de **proposer des choix** au patient, même s'ils sont limités. Par exemple : *"Nous devons continuer votre soin, mais je vous propose de choisir si vous préférez qu'on le fasse maintenant ou dans cinq minutes."* En donnant au patient un certain pouvoir de décision, on lui redonne une forme de contrôle sur la situation, ce qui peut l'apaiser.

b. Utiliser des questions ouvertes

Poser des **questions ouvertes** permet de mieux comprendre les besoins du patient et de créer un dialogue. Par exemple, demander : *"Comment puis-je vous aider en ce moment ?"* ou *"Qu'est-ce qui* *vous met le plus mal à l'aise dans cette situation ?*" ouvre la porte à une communication plus apaisée et constructive, et permet au patient d'exprimer ses préoccupations de manière moins agressive.

c. Définir des solutions ensemble
Lorsque la source du conflit est identifiée, le soignant peut travailler avec le patient pour **trouver des solutions adaptées**. Par exemple, si un patient est anxieux à l'idée d'un traitement, le soignant peut proposer différentes options pour l'accompagner, telles que des pauses régulières, des explications plus détaillées ou un soutien psychologique. Cela permet au patient de se sentir inclus dans le processus décisionnel et d'adopter une attitude plus coopérative.

4. Prévenir l'escalade par la maîtrise de soi

Un élément clé dans la gestion des situations de tension est la **maîtrise de soi** du soignant. Dans des situations potentiellement tendues, il est facile pour le personnel de se sentir stressé, frustré ou intimidé. Cependant, la capacité à rester calme et à ne pas réagir de manière émotionnelle est essentielle pour éviter que la situation ne dégénère.

a. Prendre du recul et garder son calme
Il est crucial pour le soignant de **garder son calme**, même si le patient devient agressif verbalement. Les soignants doivent éviter de répondre par de l'irritation ou de l'impatience, car cela pourrait aggraver la situation. Il est parfois utile de **prendre une respiration profonde** et de se donner quelques secondes pour réfléchir avant de répondre à une provocation. Montrer que l'on reste calme dans une situation tendue envoie un message de maîtrise, de sécurité, et aide à apaiser le patient.

b. Utiliser le langage corporel
Le **langage corporel** du soignant joue également un rôle essentiel dans la gestion des conflits. Adopter une posture détendue, garder un visage ouvert et calme, et éviter tout geste brusque ou

menaçant aide à désamorcer les tensions. Le **contact visuel** doit être bien dosé : il peut montrer de l'attention, mais un contact visuel excessif peut être perçu comme une provocation.

5. Savoir quand et comment demander de l'aide

Dans certaines situations, malgré toutes les techniques de désescalade employées, le patient peut rester agressif ou dangereux. Il est alors important de **reconnaître les limites** de ses propres interventions et de savoir **demander de l'aide**lorsque cela est nécessaire.

a. Évaluer le niveau de danger
Il est important d'évaluer la situation pour savoir si elle présente un **danger immédiat** pour le patient, le soignant ou d'autres personnes présentes. Si le comportement du patient devient violent ou incontrôlable, il peut être nécessaire de faire appel à des collègues ou à des professionnels formés pour gérer ce type de situation.

b. Demander de l'aide professionnelle
Dans les cas extrêmes où la désescalade verbale ne fonctionne pas, il est possible de faire appel à un **service de sécurité**ou à des spécialistes en gestion des crises, en particulier si le patient présente des risques pour lui-même ou pour les autres. Ces interventions doivent toujours être faites dans le respect des droits du patient et en cherchant à minimiser l'utilisation de la contrainte.

       o   Comprendre les origines du comportement difficile : douleur, stress, confusion post-anesthésique.

Comprendre les **origines du comportement difficile** chez un patient est une étape essentielle pour gérer efficacement des situations de tension et offrir des soins adaptés. Les comportements difficiles, tels que l'agressivité, l'anxiété exacerbée ou la confusion, ne surviennent jamais sans raison. Ils sont souvent le reflet d'une situation de malaise sous-jacente, que ce soit une douleur mal contrôlée, un stress intense ou une confusion post-anesthésique. Pour les soignants, identifier ces causes est essentiel non seulement pour désamorcer les conflits, mais aussi pour répondre de manière plus humaine et adaptée aux besoins du patient. En adoptant une approche empathique et en comprenant ces mécanismes, le personnel médical peut mieux accompagner les patients dans leur rétablissement tout en maintenant un climat de soin respectueux et sécurisant.

1. La douleur : un déclencheur fréquent de comportements difficiles

La **douleur** est l'une des principales causes de comportements difficiles chez les patients. Après une intervention chirurgicale, en phase post-opératoire, ou en cas de pathologies aiguës ou chroniques, la douleur peut devenir une source de détresse intense, altérant le comportement du patient. Il est essentiel de comprendre que la **douleur non contrôlée** ne se manifeste pas toujours par des plaintes explicites ; elle peut aussi se traduire par de l'agitation, de l'irritabilité, ou des réactions agressives.

a. La douleur physique et ses effets émotionnels
La douleur, en particulier lorsqu'elle est intense ou prolongée, affecte non seulement le corps mais aussi l'esprit du patient. Une personne souffrant de douleurs chroniques ou postopératoires peut rapidement devenir **frustrée, désespérée**ou **impatiente**. Si la douleur est mal soulagée ou si le patient a l'impression que ses plaintes ne sont pas prises en compte, cela peut déclencher des réactions agressives ou des comportements agités. La douleur altère la capacité de réflexion et la tolérance émotionnelle, rendant le patient plus vulnérable à des comportements impulsifs.

b. La douleur non verbalisée
Il est important de noter que certains patients, en particulier les personnes âgées, les enfants ou les patients avec des troubles cognitifs, peuvent ne pas être en mesure de **verbaliser** leur douleur correctement. Le personnel soignant doit alors être attentif aux **signes non verbaux**, tels que des expressions de

visage crispées, une agitation physique, des changements dans la posture, ou encore des cris ou des gémissements. Ces signaux peuvent indiquer une souffrance que le patient n'exprime pas directement.

c. Gestion proactive de la douleur

Pour éviter que la douleur ne devienne un facteur de comportements difficiles, il est primordial d'adopter une approche **proactive** dans la gestion de la douleur. Cela inclut l'administration régulière des traitements antalgiques, même en l'absence de plaintes, et l'utilisation de techniques non-médicamenteuses pour soulager la douleur, telles que des changements de position, des massages légers ou l'application de chaleur ou de froid. Un suivi attentif permet de mieux anticiper les moments où la douleur risque de devenir ingérable et de prévenir les crises d'agressivité ou d'agitation.

2. Le stress : un amplificateur émotionnel

Le **stress** est un autre facteur important contribuant aux comportements difficiles des patients. L'hospitalisation, l'attente des résultats d'un examen, l'incertitude face à l'évolution de sa maladie ou l'angoisse liée à une intervention chirurgicale peuvent générer un stress intense. Ce stress, souvent lié à des peurs profondes (peur de la douleur, de la mort, ou de la dépendance), peut se traduire par des attitudes défensives ou des réactions agressives.

a. La peur et l'incertitude

Les patients peuvent se sentir **dépassés** par les événements lorsqu'ils sont confrontés à des situations médicales qu'ils ne comprennent pas entièrement. Les examens médicaux, les diagnostics ou les interventions chirurgicales sont souvent des sources d'angoisse. La **peur de l'inconnu**, combinée à une sensation de perte de contrôle sur leur corps et leur situation, peut provoquer des réactions disproportionnées. Par exemple, un patient qui attend un résultat d'examen important peut devenir anxieux, impatient, voire agressif, si l'attente se prolonge ou si l'information n'est pas communiquée rapidement.

b. Le sentiment d'impuissance
Le **sentiment d'impuissance** est également un facteur déclenchant de comportements difficiles. Les patients hospitalisés sont souvent dans un état de dépendance vis-à-vis des soignants, ce qui peut engendrer des frustrations. Ils ne contrôlent pas leur emploi du temps, leur traitement ni les décisions qui sont prises à leur égard. Ce sentiment de perte de contrôle peut exacerber le stress et provoquer des comportements défensifs ou de rejet de l'autorité des soignants.

c. Techniques de gestion du stress
Pour atténuer l'impact du stress sur le comportement du patient, il est essentiel de lui **expliquer clairement chaque étape**des soins, de lui donner autant d'informations que possible, et de l'impliquer dans les décisions qui le concernent. La **communication transparente** est un moyen efficace de réduire l'angoisse et d'instaurer un climat de confiance. De plus, l'accompagnement psychologique, comme l'écoute active ou la relaxation, peut aider le patient à gérer ses émotions et à se sentir plus en sécurité.

3. La confusion post-anesthésique : une cause fréquente de comportements imprévisibles

La **confusion post-anesthésique**, ou délire post-opératoire, est un phénomène fréquent après une intervention chirurgicale, notamment chez les patients âgés ou fragiles. Ce syndrome se manifeste par une désorientation temporaire, une altération de la conscience, des troubles de la mémoire, voire des hallucinations. Il peut durer de quelques heures à plusieurs jours, et s'accompagne souvent de comportements agités ou incohérents.

a. Désorientation et perte de repères
La **désorientation** est une caractéristique majeure de la confusion post-anesthésique. Le patient peut ne pas reconnaître l'endroit où il se trouve, ne pas se souvenir de l'intervention ou du personnel

qui s'occupe de lui. Cette perte de repères est extrêmemem angoissante et peut provoquer des comportements irrationnels, comme des tentatives de se lever sans autorisation, des cris, ou des refus de coopération. Le patient peut aussi être **confus** quant à l'heure ou la date, ce qui aggrave son sentiment d'inconfort.

b. Hallucinations et délires

Dans les cas les plus sévères, la confusion post-anesthésique peut s'accompagner de **hallucinations** ou de **délires**, où le patient perçoit des événements ou des personnes qui n'existent pas. Ces hallucinations peuvent provoquer des réactions de peur ou de défense, comme une agitation soudaine ou une agressivité dirigée contre les soignants, qu'il peut percevoir comme des menaces.

c. Prise en charge de la confusion

La prise en charge de la confusion post-anesthésique repose sur une approche **douce et rassurante**. Il est essentiel de **réorienter régulièrement le patient** en lui expliquant où il se trouve, ce qui s'est passé, et pourquoi il est là. Les soignants doivent parler calmement et clairement, et éviter de se montrer impatients face à l'agitation du patient. De plus, il est souvent utile de **réduire les stimuli** (lumière vive, bruit excessif) pour favoriser un retour au calme. Dans certains cas, la présence d'un proche peut aider le patient à retrouver ses repères plus rapidement.

4. Les troubles cognitifs et psychiatriques : un facteur aggravant

Les **troubles cognitifs** (comme la démence) ou **psychiatriques** (comme la schizophrénie ou les troubles bipolaires) peuvent également être à l'origine de comportements difficiles. Ces patients, en raison de leur condition, peuvent être plus vulnérables au stress de l'hospitalisation ou aux perturbations postopératoires, et leurs réactions peuvent être plus imprévisibles.

a. L'importance de connaître les antécédents du patient

Pour les patients ayant des troubles cognitifs ou psychiatriques, il est crucial que les soignants soient informés de leurs **antécédents**

médicaux et de leur état mental. Cela permet d'adapter les soins et de mieux anticiper les comportements à risque. Par exemple, un patient atteint de démence peut être plus susceptible de se sentir perdu et de réagir par l'agitation, tandis qu'un patient souffrant de schizophrénie peut être plus enclin à des épisodes délirants.

b. Adapter la prise en charge

La prise en charge des patients présentant des troubles cognitifs ou psychiatriques doit être adaptée à leur condition, en prenant soin de ne pas exacerber leur anxiété ou leur confusion. Il est souvent nécessaire de **simplifier les explications**, de répéter les informations, et de faire preuve de patience. L'accompagnement par des **professionnels spécialisés**, comme des psychologues ou des psychiatres, peut également être envisagé pour une meilleure gestion des symptômes et des comportements difficiles.

• **Travailler avec des patients non-coopérants**

  o Comment encourager la coopération pour le bien-être du patient : communication empathique, écoute active.

Encourager la **coopération** d'un patient dans le cadre des soins médicaux est fondamental pour garantir son **bien-être** et optimiser son rétablissement. Face à des situations médicales stressantes, complexes ou parfois effrayantes, le patient peut se montrer réticent à collaborer, soit par anxiété, par manque d'information, ou par une perte de confiance. C'est dans ce contexte que les soignants doivent mettre en œuvre des techniques de **communication empathique** et d'**écoute active**, deux approches qui permettent non seulement de désamorcer les résistances, mais aussi de créer une relation de confiance qui favorise une meilleure prise en charge médicale. En humanisant la relation soignant-patient et en plaçant le patient au cœur de son parcours de soins, il est possible de renforcer son implication dans les soins et d'améliorer ainsi son bien-être global.

1. La communication empathique : une approche clé pour créer une relation de confiance

La **communication empathique** consiste à se mettre à la place du patient, à reconnaître ses émotions et à lui montrer que ses sentiments sont compris et légitimes. Cela permet de créer une **connexion émotionnelle** qui encourage le patient à s'ouvrir et à coopérer, car il se sent écouté, compris, et respecté. Cette approche joue un rôle essentiel dans la construction d'une relation de confiance, qui est le socle de toute coopération réussie.

a. Se mettre à la place du patient

Dans une situation médicale, un patient peut se sentir **vulnérable**, stressé ou même frustré. Il est donc essentiel que le soignant prenne le temps de comprendre ce que le patient ressent. Adopter une **attitude empathique** implique d'essayer de percevoir la situation du point de vue du patient, en tenant compte de ses craintes, de ses inquiétudes et de ses expériences personnelles. Par exemple, un patient qui refuse un traitement pourrait être davantage motivé par la peur de la douleur ou des effets secondaires que par une véritable opposition. Reconnaître et valider cette peur en disant : "*Je comprends que vous soyez inquiet à propos de ce traitement, c'est normal de se sentir ainsi.*" permet de poser les bases d'une communication ouverte.

b. Adopter un langage bienveillant et respectueux

Le **langage** utilisé par le soignant doit être empreint de bienveillance et de respect. Chaque mot compte dans l'interaction avec un patient. Plutôt que d'adopter une approche directive ou autoritaire, il est préférable d'utiliser un ton apaisant et rassurant, en évitant les termes trop techniques ou intimidants. Par exemple, au lieu de dire : "*Vous devez faire cela immédiatement*", il est préférable de dire : "*Il serait utile pour votre santé de faire cela, qu'en pensez-vous ?*". Cette manière de parler inclut le patient dans le processus décisionnel et évite qu'il ne se sente imposé ou contraint.

c. Créer un climat de sécurité émotionnelle

L'empathie aide à créer un **climat de sécurité émotionnelle**, où le patient se sent libre d'exprimer ses peurs, ses doutes ou ses réticences sans crainte de jugement. Le soignant doit encourager le patient à partager ses sentiments, ses interrogations, ou même ses désaccords concernant le traitement proposé. Cela ne signifie pas que le soignant doit tout accepter sans réagir, mais qu'il doit aborder les préoccupations du patient avec ouverture et compréhension. En répondant aux craintes du patient, le soignant lui montre qu'il est pris au sérieux, ce qui renforce la relation de confiance.

2. L'écoute active : encourager l'expression et la compréhension mutuelle

L'**écoute active** est une technique qui consiste à accorder une attention pleine et entière à ce que dit le patient, sans interruption ni jugement, et à lui montrer qu'il est réellement entendu. Cette approche encourage le patient à s'exprimer librement, ce qui permet d'identifier plus facilement les obstacles à la coopération et de les surmonter ensemble. L'écoute active renforce le **sentiment d'autonomie** du patient et améliore la qualité de la relation thérapeutique.

a. Accorder du temps à l'échange

Dans un environnement médical souvent soumis à des contraintes de temps, il est parfois difficile de prendre le temps d'écouter un patient en profondeur. Cependant, l'**écoute patiente et attentive** est un investissement essentiel pour assurer une meilleure coopération. En donnant au patient l'espace nécessaire pour exprimer ses préoccupations, ses questions ou ses doutes, le soignant montre que ses opinions et ses sentiments ont de la valeur. Cela aide le patient à se sentir respecté et impliqué dans son propre traitement.

b. Reformuler et clarifier les propos du patient

L'une des techniques essentielles de l'écoute active est la **reformulation**. Reformuler ce que le patient a dit permet non seulement de s'assurer que le message a été bien compris, mais aussi de montrer au patient que ses paroles sont prises en compte. Par exemple, si un patient exprime sa peur d'une intervention chirurgicale, le soignant peut répondre en reformulant : *"Si je comprends bien, ce qui vous inquiète le plus, c'est la douleur après l'opération, c'est bien cela ?"*. Cette reformulation donne l'occasion au patient de clarifier ses propos si nécessaire et permet au soignant d'ajuster sa réponse en fonction des véritables préoccupations du patient.

c. Poser des questions ouvertes pour encourager l'expression

L'écoute active consiste également à poser des **questions ouvertes** qui incitent le patient à exprimer ses pensées en profondeur. Plutôt que de poser des questions fermées qui appellent des réponses par "oui" ou "non", les questions ouvertes permettent d'obtenir des informations plus complètes sur ce que ressent ou pense le patient. Par exemple, au lieu de demander : *"Est-ce que vous comprenez le traitement ?"*, il est plus efficace de dire : *"Pouvez-vous me dire comment vous comprenez ce traitement et ce qui vous inquiète à ce sujet ?"*. Cela encourage le patient à expliquer ses perceptions et à discuter de ses inquiétudes, ouvrant ainsi la voie à une discussion constructive.

3. Favoriser l'implication du patient dans les décisions de soin

L'implication du patient dans les **décisions médicales** est un facteur clé de coopération. En le plaçant au centre de son propre parcours de soins, le patient devient un **acteur de sa santé**, ce qui renforce sa motivation à suivre les traitements et à adopter les comportements nécessaires pour améliorer son bien-être.

a. Offrir des choix pour restaurer l'autonomie

Les patients peuvent souvent se sentir **dépourvus de contrôle** sur leur situation lorsqu'ils sont hospitalisés ou en traitement. Restaurer une forme d'autonomie en leur offrant des **choix** est un excellent moyen d'encourager leur coopération. Par exemple, si un patient doit subir un soin difficile ou douloureux, lui proposer des options, même simples, comme choisir l'heure du soin ou l'accompagnement pendant celui-ci, peut réduire le sentiment d'impuissance. Cela donne au patient le sentiment de pouvoir influencer sa situation, même dans des circonstances où les décisions médicales sont inévitables.

b. Expliquer les bénéfices des traitements
La **compréhension** des traitements proposés est essentielle pour que le patient les accepte et les suive. Expliquer les **bénéfices des traitements** de manière claire et pédagogique aide le patient à voir l'intérêt de suivre les recommandations médicales. En montrant comment le traitement va améliorer son état ou prévenir des complications, le soignant renforce la motivation du patient. Par exemple, au lieu de simplement prescrire un médicament, le soignant peut dire : *"Ce médicament va réduire l'inflammation et vous permettra de retrouver plus rapidement votre mobilité."*.

c. Encourager le patient à poser des questions
Un patient qui comprend ce qui lui arrive et qui est encouragé à poser des questions se sent plus engagé et plus en confiance. Le soignant doit créer un espace où le patient se sent à l'aise pour poser des questions sur son traitement, ses effets secondaires, ou toute autre préoccupation. En répondant avec transparence et bienveillance, le soignant renforce la confiance du patient, ce qui le rend plus susceptible de suivre les conseils médicaux.

4. Gérer les résistances par la négociation et la flexibilité

Il arrive parfois qu'un patient montre des **résistances** à un traitement ou à une recommandation médicale. Ces résistances peuvent découler de l'anxiété, de la peur ou de l'incompréhension. Plutôt que de forcer ou de contraindre le patient, il est plus efficace de gérer ces résistances par la **négociation** et la **flexibilité**.

a. Reconnaître et valider les résistances
La première étape pour gérer les résistances consiste à

reconnaître les préoccupations du patient et à **valider** ses émotions. Si un patient refuse un traitement, il est important de comprendre pourquoi. Dire par exemple : "*Je comprends que vous ayez des réserves sur ce traitement. Pouvez-vous m'en dire plus sur ce qui vous inquiète ?*", permet d'ouvrir un dialogue plutôt que d'entrer dans un rapport de force. Reconnaître la résistance sans la juger favorise une discussion constructive.

b. Proposer des alternatives ou des ajustements

Lorsque cela est possible, il est utile de **proposer des ajustements** ou des **alternatives** pour répondre aux préoccupations du patient. Si un patient a peur d'un soin douloureux, on peut lui proposer une technique d'anesthésie locale ou des pauses pendant le soin. Cela montre au patient que son bien-être est pris en compte et qu'il est possible de trouver des solutions qui répondent à ses besoins tout en respectant le cadre médical.

c. Impliquer les proches dans la discussion

Impliquer les **proches du patient** dans les discussions peut également aider à surmonter les résistances. Les proches peuvent jouer un rôle de soutien moral et parfois aider à clarifier certaines inquiétudes. En sollicitant leur présence, le patient peut se sentir plus entouré et rassuré, ce qui l'amène à mieux accepter les soins.

- **Faire face aux situations émotionnellement difficiles**

  o L'impact émotionnel de la chirurgie sur le patient et comment l'aide-soignant peut y faire face.

La **chirurgie** est une expérience profondément marquante sur le plan émotionnel pour les patients. Au-delà de l'impact physique immédiat lié à l'intervention elle-même, le patient traverse souvent un **tourbillon d'émotions** qui peut inclure la peur, l'anxiété, l'incertitude, la perte de contrôle, et parfois même de la tristesse ou de la colère. Ces émotions peuvent survenir à chaque étape du processus chirurgical : avant l'opération, en attendant le verdict médical, pendant l'hospitalisation, et au cours de la période de rétablissement. L'**aide-soignant**, en tant que membre clé de l'équipe soignante, joue un rôle central dans la gestion de cet **impact émotionnel**. Grâce à son contact régulier et de proximité avec le patient, il peut offrir un soutien essentiel en créant un environnement bienveillant et sécurisant, facilitant ainsi la gestion de ces émotions.

1. L'impact émotionnel de la chirurgie : peur, anxiété et incertitude

La chirurgie est souvent associée à des **sentiments d'anxiété** et de **peur** chez le patient, en particulier lorsque l'intervention est majeure ou inattendue. La perspective d'être opéré, de subir une anesthésie générale ou locale, ou de devoir faire face à des complications possibles plonge le patient dans un état de **vulnérabilité émotionnelle**. Avant l'intervention, de nombreuses questions hantent les patients : *"Est-ce que je vais me réveiller après l'opération ?"*, *"Est-ce que tout va bien se passer ?"*, ou encore *"Que se passera-t-il si cela échoue ?"*. Ces inquiétudes peuvent entraîner des niveaux de stress élevés, parfois paralysants.

a. La peur de l'inconnu et de la douleur
La **peur de l'inconnu** est souvent le principal facteur d'anxiété pour les patients avant une chirurgie. Les aspects médicaux de l'intervention peuvent être difficiles à comprendre, et l'idée de confier son corps à une équipe médicale sans pouvoir contrôler ce qui se passe est souvent source de terreur. À cela s'ajoute la **peur de la douleur**, une préoccupation majeure pour la plupart des patients. Même si la gestion de la douleur a beaucoup évolué, le patient redoute les suites opératoires et l'inconfort lié à la convalescence.

b. Sentiment de perte de contrôle
Les patients vivent également un **sentiment de perte de contrôle**, car ils deviennent dépendants du personnel médical pour leur

santé, leur confort et parfois même pour des tâches simples du quotidien. Cette dépendance, surtout pour les patients qui sont habituellement actifs et autonomes, peut être difficile à accepter. Le fait d'être hospitalisé, de suivre des protocoles médicaux stricts, et d'attendre que d'autres personnes prennent des décisions importantes pour eux peut renforcer ce sentiment d'impuissance.

c. Anxiété liée à l'issue de la chirurgie

L'incertitude quant à l'**issue de la chirurgie** est un facteur d'anxiété majeure. Même si la plupart des chirurgies se déroulent sans complications, les patients ont souvent conscience des risques associés aux interventions chirurgicales. Cette incertitude, conjuguée aux possibles changements physiques ou fonctionnels post-chirurgicaux, tels que la perte de mobilité, une cicatrice visible, ou des limitations permanentes, augmente le stress émotionnel. Le patient peut craindre de ne jamais retrouver son état de santé ou sa qualité de vie d'avant l'opération.

2. Le rôle central de l'aide-soignant face à ces émotions

L'**aide-soignant** est souvent la personne la plus proche du patient pendant son hospitalisation. En raison de sa proximité physique et émotionnelle avec le patient, il est en première ligne pour reconnaître et **répondre aux émotions** éprouvées par celui-ci. Le rôle de l'aide-soignant ne se limite pas aux soins physiques, il comprend aussi un accompagnement émotionnel indispensable pour aider le patient à traverser cette période difficile avec plus de sérénité.

a. Apporter une présence réconfortante

L'une des premières responsabilités de l'aide-soignant est d'offrir au patient une **présence réconfortante**. Le simple fait d'être disponible, d'écouter les inquiétudes du patient sans jugement et de répondre à ses questions permet de réduire une grande partie de son anxiété. Parfois, la meilleure manière de rassurer un patient est de simplement être là, à ses côtés, pour l'écouter et lui montrer qu'il n'est pas seul dans cette épreuve. Un sourire, un geste de réassurance, ou quelques mots réconfortants peuvent faire une grande différence dans la manière dont le patient vit la situation.

b. Pratiquer l'écoute active et l'empathie

La **communication empathique** et l'**écoute active** sont des outils essentiels pour l'aide-soignant lorsqu'il s'agit de soutenir émotionnellement un patient. L'écoute active implique de prêter attention à ce que dit le patient, de reformuler ses propos pour montrer qu'il est entendu, et de répondre à ses préoccupations avec bienveillance. Par exemple, si un patient exprime sa peur de ne pas se réveiller après une anesthésie, l'aide-soignant peut reformuler en disant : "*Je comprends que cela vous inquiète, c'est une peur que beaucoup de patients partagent avant une chirurgie. Je vais vous expliquer ce que l'équipe médicale met en place pour veiller à votre sécurité.*" En reconnaissant et validant les émotions du patient, l'aide-soignant peut l'aider à se sentir compris et soutenu, ce qui apaise souvent son stress.

c. Informer et rassurer

L'**information** est une arme puissante contre l'anxiété. L'incertitude nourrit souvent les peurs des patients, et la capacité de l'aide-soignant à répondre clairement à leurs questions ou à les orienter vers des réponses appropriées est cruciale. Par exemple, si un patient exprime de l'inquiétude à propos de la douleur postopératoire, l'aide-soignant peut expliquer les différentes stratégies de gestion de la douleur mises en place, comme les antalgiques ou les techniques non médicamenteuses de soulagement. Cela permet de **dissiper les malentendus** et de diminuer les inquiétudes du patient. Toutefois, si des questions spécifiques sortent du champ de compétence de l'aide-soignant, il est important de référer ces interrogations au personnel médical adéquat.

d. Encourager l'expression des émotions

Les patients peuvent parfois **réprimer leurs émotions**, de peur d'être jugés ou de paraître faibles. Il est donc essentiel que l'aide-soignant les encourage à exprimer leurs sentiments, que ce soit de la peur, de la colère, ou même de la tristesse. Par exemple, un patient peut avoir besoin de pleurer ou de verbaliser son stress avant une chirurgie ; cela fait partie du processus de gestion des émotions. En validant ces émotions et en montrant qu'elles sont normales dans ce contexte, l'aide-soignant aide le patient à ne pas se sentir isolé ou incompris.

3. Gérer les émotions après l'intervention : frustrations et sentiment de perte

Après l'opération, de **nouvelles émotions** peuvent apparaître. Si la chirurgie s'est bien déroulée, le patient peut ressentir un soulagement, mais dans de nombreux cas, l'après-chirurgie est une période de **convalescence difficile**, marquée par des frustrations liées à la douleur, à la perte d'autonomie ou à la lenteur de la récupération. Le rôle de l'aide-soignant est alors de **soutenir** le patient pendant cette phase délicate et de l'aider à surmonter ces défis émotionnels.

a. Frustration liée à la douleur et aux limitations physiques
La **douleur postopératoire** est souvent une source de frustration pour les patients. Même avec une gestion adaptée, il peut arriver que la douleur persiste, limitant les mouvements et entravant la capacité du patient à effectuer des tâches simples. Cette situation peut conduire à de l'irritabilité ou à un sentiment d'impuissance. L'aide-soignant peut aider en apportant un **soutien physique**, comme ajuster la position du patient, l'aider à bouger ou à se lever, tout en prenant le temps de lui expliquer que la douleur fait partie intégrante du processus de guérison et qu'elle s'atténuera avec le temps.

b. Perte d'autonomie et dépendance
La perte d'autonomie est souvent l'un des aspects les plus difficiles à accepter pour un patient. La nécessité d'être assisté pour des tâches quotidiennes, comme se laver, se déplacer ou s'alimenter, peut entraîner des sentiments de **dignité blessée**ou de **dépendance**. L'aide-soignant doit alors agir avec **discrétion et**

respect, en encourageant le patient à retrouver progressivement son autonomie. Par exemple, en proposant de l'aide tout en laissant le patient faire ce qu'il peut seul, l'aide-soignant montre au patient qu'il croit en ses capacités de rétablissement.

c. Tristesse ou dépression post-chirurgicale

Dans certains cas, des patients peuvent ressentir une forme de **dépression** après une chirurgie, notamment si l'intervention a entraîné des changements physiques majeurs, comme une amputation, ou si la récupération est plus longue que prévu. Cette tristesse, souvent liée à un sentiment de perte ou à une frustration face à la lenteur du rétablissement, peut être difficile à gérer. L'aide-soignant, en tant que personne de confiance, peut être un **soutien moral**, encourageant le patient à parler de ses émotions et à chercher du soutien psychologique si nécessaire.

     o   Gestion de son propre stress et de ses émotions face aux situations tragiques (décès, complications graves).

La **gestion du stress et des émotions** est un aspect fondamental du métier de soignant, particulièrement lorsque l'on est confronté à des **situations tragiques** telles que des décès ou des complications graves. Ces moments peuvent être très éprouvants sur le plan émotionnel, et il est crucial que les soignants apprennent à gérer leur propre stress tout en restant professionnels et présents pour leurs patients et leurs proches. En effet, un soignant doit à la fois être capable de **soutenir les autres** dans des moments difficiles, tout en **gérant ses propres émotions** pour éviter l'épuisement émotionnel, la fatigue compassionnelle ou le burnout. La clé réside dans l'acquisition de **techniques de gestion du stress**, de **stratégies d'auto-soin** et d'un bon soutien au sein de l'équipe soignante.

1. L'impact émotionnel des situations tragiques sur le soignant

Travailler dans un environnement médical, en particulier dans des services où la mort et les complications graves sont présentes (comme la chirurgie, les soins intensifs ou l'oncologie), expose les soignants à une **charge émotionnelle**intense. La mort d'un patient, les complications imprévues d'une chirurgie ou l'état de santé qui se dégrade soudainement sont autant de situations qui peuvent provoquer du **choc**, de la **tristesse**, ou même un **sentiment d'impuissance** chez le soignant.

a. La confrontation à la mort
La mort d'un patient est toujours un moment bouleversant pour les soignants, quel que soit leur degré d'expérience. Même lorsqu'elle est attendue, elle suscite des **émotions profondes**. La tristesse, la frustration de ne pas avoir pu faire plus, et parfois même la colère face à l'injustice de la situation sont des sentiments qui peuvent survenir. En outre, il est fréquent que les soignants développent des liens émotionnels avec les patients qu'ils suivent de près, ce qui rend leur décès encore plus difficile à accepter.

b. Les complications graves
Les **complications graves** ou inattendues lors d'une chirurgie ou d'un traitement peuvent également être traumatisantes pour les soignants. Elles suscitent un **sentiment de responsabilité** accru et peuvent laisser le soignant se demander s'il aurait pu faire quelque chose de différent pour prévenir la situation. Dans ces moments, l'impression d'impuissance et la pression liée à la sécurité des patients sont sources de **stress intense**.

c. L'épuisement émotionnel
La répétition de ces situations tragiques peut conduire à un **épuisement émotionnel** si le stress n'est pas bien géré. Il devient alors difficile de continuer à fournir un soutien émotionnel aux patients et à leurs familles, et cela peut affecter la qualité des soins prodigués. L'accumulation de stress émotionnel sans

libération adéquate conduit souvent au **burnout** et à la fatigue compassionnelle, deux risques majeurs pour les soignants.

2. Techniques pour gérer son propre stress et ses émotions

Face à ces situations, il est essentiel que les soignants apprennent à **gérer leur propre stress** et à prendre soin d'eux-mêmes pour pouvoir continuer à exercer leur métier de manière sereine et efficace. Plusieurs techniques peuvent être mises en place pour éviter que le stress émotionnel ne s'accumule et ne devienne néfaste.

a. La gestion des émotions immédiates
Lorsqu'un événement tragique se produit, il est normal de ressentir des **émotions fortes** comme la tristesse, la colère ou la frustration. Il est important de **reconnaître et accepter ces émotions** plutôt que de les réprimer. Être honnête avec soi-même à propos de ce que l'on ressent est la première étape pour les gérer efficacement. Par exemple, après l'annonce d'un décès, un soignant peut prendre un moment pour **respirer profondément**, s'éloigner brièvement de la scène émotionnellement chargée, et se recentrer avant de revenir à son poste.

b. Pratiquer des techniques de relaxation
Les **techniques de relaxation** comme la **respiration profonde**, la **méditation de pleine conscience**, ou même de courtes pauses pour s'étirer et relâcher les tensions physiques, sont très efficaces pour gérer le stress en temps réel. Ces techniques permettent de calmer le système nerveux et d'empêcher que le stress ne devienne trop envahissant. Par exemple, une courte session de respiration consciente (inspirer profondément, bloquer l'air pendant quelques secondes, puis expirer lentement) peut aider à retrouver son calme avant de retourner auprès des patients ou des collègues.

c. Partager ses émotions avec l'équipe
Il est important de ne pas **porter seul le fardeau émotionnel**. Les

soignants travaillent en équipe, et il est souvent bénéfique de partager ses ressentis avec ses collègues. Exprimer ses émotions à quelqu'un qui comprend la situation permet de **diminuer le poids du stress** et de se sentir soutenu. Cela aide également à renforcer la solidarité au sein de l'équipe. Certains établissements proposent des **debriefings émotionnels** après des événements difficiles, permettant aux soignants d'exprimer leur ressenti dans un cadre sécurisé et encadré.

d. Limiter la rumination

Il est courant, après un décès ou une complication grave, de **ruminer** et de se repasser les événements en boucle dans son esprit. Cela peut entraîner une surcharge mentale et accentuer le stress. Il est essentiel d'apprendre à **laisser aller** ces pensées et à ne pas s'enfermer dans la culpabilité. Si un soignant a fait de son mieux et suivi les protocoles, il doit accepter qu'il ne peut pas tout contrôler. Le soutien d'un mentor ou d'un collègue plus expérimenté peut être utile pour mettre les événements en perspective.

3. Prendre soin de soi sur le long terme

Pour éviter l'accumulation de stress et l'épuisement émotionnel, il est important que les soignants adoptent des stratégies de **soins personnels** sur le long terme. Ces stratégies sont indispensables pour maintenir un bon équilibre émotionnel et rester à l'écoute des besoins des patients sans s'épuiser.

a. Maintenir un équilibre entre vie professionnelle et personnelle

Un des moyens les plus efficaces de prévenir l'épuisement émotionnel est de **maintenir un équilibre entre vie professionnelle et personnelle**. Il est essentiel de savoir **déconnecter** du travail une fois la journée terminée, afin de se ressourcer émotionnellement et physiquement. Les soignants doivent s'autoriser des moments de **repos** et des activités plaisantes qui leur permettent de se régénérer, comme passer du temps avec des proches, pratiquer un hobby, ou s'engager dans une activité physique.

b. Demander du soutien psychologique si nécessaire

Face à l'accumulation d'émotions liées à des situations tragiques répétées, il peut être utile de **demander un soutien psychologique**. Les soignants doivent comprendre que ce type de soutien n'est pas un signe de faiblesse, mais une ressource précieuse pour mieux gérer leur stress. De nombreux hôpitaux proposent des **services de soutien psychologique** pour les professionnels de santé, afin qu'ils puissent discuter de leur vécu avec un spécialiste et recevoir des outils pour mieux faire face aux difficultés émotionnelles.

c. Développer la résilience émotionnelle

La **résilience émotionnelle** est la capacité à rebondir après des événements stressants ou traumatiques. Elle se développe avec le temps et l'expérience, mais elle peut aussi être renforcée par des pratiques régulières, comme la **méditation**, la **visualisation positive**, ou encore le développement de la **compassion envers soi-même**. Accepter que la tristesse et la frustration font partie du métier, mais aussi reconnaître que l'on fait de son mieux pour aider les patients, permet de construire une résilience qui aide à surmonter les situations difficiles sans s'effondrer.

4. Cultiver la solidarité et le soutien au sein de l'équipe

Travailler dans des environnements émotionnellement chargés, comme les blocs opératoires ou les unités de soins intensifs, nécessite une **solidarité au sein de l'équipe**. Les soignants doivent pouvoir se **soutenir mutuellement**, échanger sur leurs expériences et offrir une aide émotionnelle les uns aux autres. Ce **soutien collectif** est un facteur clé pour mieux gérer les situations tragiques.

a. S'appuyer sur ses collègues

Lorsque le stress ou l'émotion devient trop intense, il est

important de **demander de l'aide** à ses collègues. Parfois, simplement partager une conversation ou avoir quelqu'un qui peut reprendre temporairement une tâche pour permettre de souffler est un moyen puissant de soulager la pression. Les équipes de soins qui cultivent une culture de **soutien mutuel**sont mieux préparées à affronter des situations tragiques ensemble, en évitant que les émotions ne se cumulent.

b. Participer à des debriefings d'équipe

Les **debriefings d'équipe** après des événements tragiques permettent de discuter de la situation dans un cadre formel et de libérer les émotions accumulées. Ces moments d'échange favorisent une **meilleure compréhension collective** de ce qui s'est passé et permettent de **mettre en mots les ressentis**. Cela aide à intégrer l'expérience difficile tout en renforçant les liens au sein de l'équipe.

Conclusion

- **Un parcours gratifiant et indispensable**

  o   Récapitulation de l'importance du rôle de l'aide-soignant en chirurgie.

Le rôle de l'**aide-soignant en chirurgie** est fondamental et multiforme, car il touche à la fois aux aspects techniques, humains et émotionnels des soins apportés aux patients. Présent à toutes les étapes du parcours chirurgical, l'aide-soignant joue un rôle clé dans le bon déroulement des interventions, le confort et la sécurité des patients, et la cohésion au sein de l'équipe soignante. Sa présence est indispensable non seulement pour assurer des soins de base de qualité, mais aussi pour créer un environnement rassurant, où le patient se sent écouté, respecté et accompagné.

1. Accompagner le patient avant l'intervention : préparer, rassurer, informer

Avant une intervention chirurgicale, l'aide-soignant est en première ligne pour préparer le patient, tant sur le plan physique qu'émotionnel. Il veille à ce que le patient soit prêt pour l'opération, en prenant en charge des gestes techniques tels que le **rasage**, la **douche antiseptique** ou la **préparation du matériel**. Ces actions ne se limitent pas à des soins de base ; elles sont essentielles pour réduire le risque d'infection et garantir la sécurité du patient pendant la chirurgie.

Mais au-delà des aspects techniques, l'aide-soignant est souvent celui qui, par sa proximité avec le patient, va jouer un rôle de **soutien psychologique**. Avant une chirurgie, le patient est fréquemment angoissé, incertain quant à l'issue de l'opération ou effrayé par la perspective de la douleur ou des complications. L'aide-soignant, par sa présence rassurante, ses gestes simples et ses paroles apaisantes, aide à atténuer ces peurs. En expliquant les étapes de la préparation, en répondant aux questions ou en écoutant les inquiétudes, il joue un rôle crucial dans la **réduction de l'anxiété** du patient, lui permettant d'aborder l'intervention avec plus de sérénité.

2. Collaborer avec les infirmiers et chirurgiens : une coordination essentielle

Dans un service de chirurgie, l'aide-soignant fait partie intégrante de l'**équipe pluridisciplinaire**. Il travaille en étroite collaboration avec les infirmiers, les chirurgiens et les anesthésistes pour assurer la sécurité et le bien-être du patient. Cette **coordination interdisciplinaire** est essentielle pour garantir que chaque étape des soins est réalisée de manière fluide et efficace.

L'aide-soignant a une fonction clé dans l'organisation et le bon fonctionnement du **bloc opératoire**. En amont de l'opération, il participe à la gestion du matériel, veille à la **stérilisation** des instruments chirurgicaux, à la **désinfection des locaux** et à la préparation des champs opératoires. Il contribue également à l'identification des risques d'infection et à la mise en place des protocoles d'**hygiène stricte**, garantissant ainsi que l'environnement chirurgical est sûr.

Cette collaboration ne s'arrête pas à la technique : l'aide-soignant est également le **lien entre le patient et l'équipe médicale**. Il transmet des informations précieuses sur l'état émotionnel et physique du patient, ce qui permet à l'équipe de mieux adapter les soins. Il fait aussi partie du relais des informations post-opératoires, en communiquant les changements de l'état de santé du patient ou en s'assurant que les soins prescrits sont bien appliqués.

3. Prendre soin du patient après l'opération : surveillance et soutien continu

Après l'intervention, l'aide-soignant joue un rôle central dans la **surveillance post-opératoire** du patient. Il est chargé de suivre les paramètres vitaux (comme la température, la tension artérielle, le pouls) et d'être à l'affût des **complications immédiates** qui pourraient survenir, comme des infections, des saignements, ou des problèmes respiratoires. Ce rôle de surveillance est crucial pour identifier rapidement tout signe de détresse et alerter les infirmiers ou les médecins si nécessaire.

L'aide-soignant est également celui qui aide le patient à gérer les suites opératoires, en veillant à son confort et à sa **gestion de la douleur**. Les soins postopératoires incluent des gestes techniques comme le changement de pansements, le suivi des drains ou la surveillance des perfusions, mais ils impliquent aussi un soutien psychologique important. Un patient fraîchement opéré peut être fragile, angoissé par sa récupération ou préoccupé par la douleur. L'aide-soignant, par sa présence constante et ses interactions bienveillantes, aide à soulager ces inquiétudes, en créant un environnement apaisant et rassurant.

4. Favoriser la récupération : mobilisation précoce et rééducation

L'aide-soignant a également un rôle actif dans la **mobilisation précoce** du patient après une chirurgie. En étroite collaboration avec les **kinésithérapeutes**, il participe à la rééducation des patients alités, en les aidant à bouger dans leur lit, à s'asseoir ou à commencer à marcher dès que leur état le permet. La mobilisation précoce est un facteur clé pour prévenir les complications comme les **thromboses**, les **emboles pulmonaires** ou les **escarres**.

En favorisant la reprise progressive des mouvements et en aidant les patients à retrouver leur autonomie, l'aide-soignant contribue non seulement à leur rétablissement physique, mais aussi à leur **bien-être mental**. L'autonomie retrouvée, même partielle, renforce la confiance du patient en sa capacité à se rétablir et à reprendre une vie normale. L'aide-soignant, par son accompagnement physique et psychologique, joue un rôle déterminant dans cette étape.

5. Soutien émotionnel et gestion des émotions

Tout au long du parcours chirurgical, l'aide-soignant est une **source de soutien émotionnel** pour les patients. Face à l'anxiété, la peur de l'opération, ou l'incertitude liée à la récupération, l'aide-soignant est souvent le premier interlocuteur du patient. Par sa capacité à écouter, à comprendre et à apaiser, il aide le patient à **gérer ses émotions**, en créant une relation de confiance qui humanise le parcours de soins.

En cas de complications graves ou de situations tragiques, comme un décès ou une issue difficile, l'aide-soignant doit également être capable de **gérer ses propres émotions** tout en continuant à apporter un soutien aux patients et à leurs familles. Il fait face à ces moments avec **empathie**, en accompagnant les proches dans leur douleur, tout en s'appuyant sur ses propres compétences pour gérer l'impact émotionnel sur lui-même. C'est un rôle exigeant, qui demande à la fois une grande résilience et une forte capacité à s'adapter.

   o   Encourager l'engagement professionnel et la quête d'excellence.

Encourager l'**engagement professionnel** et la **quête d'excellence** chez les soignants, en particulier dans un domaine aussi exigeant que la santé, est essentiel pour garantir des soins de qualité, promouvoir un environnement de travail épanouissant et soutenir une culture de progrès continu. L'engagement ne se limite pas seulement à bien faire son travail au quotidien, mais implique un désir profond d'amélioration constante, de développement personnel et professionnel, ainsi que le souci de toujours mettre le **bien-être du patient** au centre des priorités. Favoriser cette quête d'excellence, tant sur le plan technique que relationnel, permet non seulement d'améliorer la qualité des soins, mais aussi de renforcer la **satisfaction professionnelle** et l'épanouissement des soignants.

1. Créer un environnement propice à l'engagement

L'un des premiers leviers pour encourager l'engagement professionnel est de créer un **environnement de travail** dans lequel chaque soignant se sent valorisé, soutenu et capable de progresser. Un environnement de travail sain favorise naturellement la motivation et l'engagement, car il offre aux professionnels de santé un cadre dans lequel ils peuvent évoluer, apprendre et se sentir reconnus pour leurs efforts.

a. Reconnaissance et valorisation du travail accompli

La **reconnaissance** est un moteur puissant de l'engagement. Les soignants, comme tout autre professionnel, ont besoin de sentir que leur travail est reconnu et apprécié, que ce soit par leurs collègues, leurs supérieurs, ou les patients eux-mêmes. Une simple reconnaissance des efforts et des réussites contribue à renforcer l'**estime de soi** et à encourager la quête d'excellence. Les soignants qui se sentent valorisés sont plus enclins à redoubler d'efforts pour améliorer leur pratique, à chercher des solutions innovantes et à s'impliquer davantage dans leur travail.

b. Favoriser la collaboration et l'esprit d'équipe

Le sentiment d'appartenance à une **équipe solidaire** joue également un rôle clé dans l'engagement professionnel. Travailler dans un climat de **collaboration**, où chaque membre de l'équipe se sent soutenu par ses collègues et peut partager ses expériences ou ses difficultés, encourage l'épanouissement personnel et professionnel. Les soignants engagés dans un **travail d'équipe** efficace apprennent les uns des autres, échangent des idées, et s'inspirent mutuellement pour atteindre des standards de qualité élevés. Un environnement de **confiance mutuelle** favorise la coopération et permet aux soignants d'explorer des voies nouvelles et d'améliorer leurs compétences.

2. Encourager le développement professionnel continu

La **quête d'excellence** nécessite un **développement professionnel continu**. Dans le domaine de la santé, les pratiques, les technologies, et les connaissances évoluent constamment. Pour rester au fait des dernières avancées et améliorer leur pratique, les soignants doivent être encouragés à apprendre en permanence et à se former tout au long de leur carrière.

a. Accès à la formation et aux nouvelles compétences

Il est essentiel d'offrir aux soignants un accès régulier à des **formations continues**, que ce soit par le biais de conférences, d'ateliers ou de cours de perfectionnement. Ces opportunités leur permettent de **développer de nouvelles compétences**, d'approfondir leurs connaissances dans des domaines spécifiques, ou d'acquérir de nouvelles pratiques qui améliorent la qualité des soins. Un soignant bien formé et au fait des dernières évolutions médicales se sent plus confiant et compétent dans son travail, ce qui alimente son désir de poursuivre cette quête d'excellence.

b. Encourager la curiosité et l'innovation

Les soignants doivent être incités à **développer leur curiosité** et à explorer de nouvelles idées ou méthodes de travail. En encourageant les soignants à s'impliquer dans des **projets d'innovation**, à participer à des groupes de réflexion ou à conduire des **recherches cliniques**, on stimule leur engagement intellectuel et leur désir d'améliorer leur pratique. L'innovation ne doit pas être perçue comme un domaine réservé aux médecins ou aux chercheurs ; les aides-soignants, infirmiers et autres professionnels de la santé peuvent aussi jouer un rôle clé dans l'amélioration des processus de soins.

c. Suivi personnalisé et mentorat

Un autre levier important pour promouvoir l'engagement professionnel est le **mentorat**. Avoir un mentor, ou tout simplement un supérieur ou un collègue plus expérimenté qui peut **guider** et **conseiller**, est un atout précieux dans le développement d'un soignant. Le mentorat permet de partager des savoirs pratiques, mais aussi d'inspirer des comportements exemplaires et d'encourager les plus jeunes soignants à s'engager dans une quête de perfection. Un bon mentor peut aussi aider à **fixer des objectifs** de développement professionnel et à encourager la réflexion critique sur sa pratique.

3. Cultiver l'éthique professionnelle et la qualité des soins

L'**éthique professionnelle** est un pilier de la quête d'excellence dans les métiers de la santé. Encourager une attitude éthique, fondée sur des principes comme la bienveillance, la confidentialité, le respect des patients et l'intégrité, permet de maintenir des standards élevés de qualité des soins. Un engagement profond envers l'éthique professionnelle favorise une approche centrée sur le patient et garantit que chaque action entreprise l'est dans le but de préserver le **bien-être** du patient.

a. Placer le patient au centre des préoccupations
L'engagement professionnel dans le domaine de la santé ne peut se concevoir sans un **souci constant pour le bien-être du patient**. La **prise en charge globale** des patients, qui tient compte de leurs besoins physiques, émotionnels et psychologiques, est une composante essentielle de l'excellence des soins. Les soignants doivent être encouragés à adopter une **attitude empathique** et à considérer chaque patient comme un individu unique. Cette approche personnalise les soins, améliore la relation soignant-patient, et renforce l'engagement des professionnels à offrir des soins de la plus haute qualité.

b. Promouvoir la réflexion éthique et le respect des protocoles
Les soignants doivent également être encouragés à réfléchir aux **dilemmes éthiques** qu'ils rencontrent et à suivre rigoureusement les **protocoles de soins** qui assurent la sécurité des patients. L'éthique professionnelle implique de toujours se poser la question de savoir ce qui est **juste** et **approprié** dans chaque

situation donnée, tout en veillant à respecter les protocoles médicaux et les bonnes pratiques. Le respect de ces règles, loin d'être une simple formalité, fait partie intégrante de la quête d'excellence car il garantit la **qualité des soins** et la sécurité du patient.

4. Maintenir l'équilibre entre l'épanouissement personnel et la performance professionnelle

L'engagement professionnel et la quête d'excellence ne peuvent être soutenus sur le long terme sans un **équilibre sain**entre vie professionnelle et personnelle. Les soignants travaillent souvent dans des environnements intenses et émotionnellement exigeants, ce qui peut les exposer à l'épuisement professionnel. Il est donc crucial de promouvoir un cadre de travail qui permette aux soignants de **préserver leur bien-être** tout en cherchant à exceller dans leur métier.

a. Encourager l'auto-soin et la gestion du stress
Pour maintenir un **haut niveau d'engagement**, il est important que les soignants soient encouragés à prendre soin d'eux-mêmes, tant physiquement qu'émotionnellement. Des techniques de **gestion du stress**, comme la méditation, la relaxation ou des pauses régulières, peuvent être intégrées dans la routine quotidienne des soignants. Prendre soin de soi permet d'éviter le burnout et d'entretenir une **motivation durable** à long terme.

b. Valoriser le bien-être émotionnel et la résilience
Cultiver la **résilience émotionnelle** est également essentiel pour soutenir la quête d'excellence. Les soignants sont souvent confrontés à des situations émotionnellement difficiles, comme la maladie, la souffrance ou la mort. Il est crucial de leur fournir les outils pour **gérer leurs émotions** de manière saine, en les encourageant à exprimer leurs ressentis et à chercher du soutien si nécessaire. Le fait de disposer d'un environnement où le **bien-être émotionnel** est valorisé et où des ressources de soutien psychologique sont accessibles renforce leur capacité à continuer de s'investir pleinement dans leur travail.

- **Les défis futurs du métier**

  o L'évolution des pratiques chirurgicales et son impact sur le rôle de l'aide-soignant.

L'**évolution des pratiques chirurgicales** au fil des dernières décennies a transformé en profondeur la manière dont les soins sont prodigués, impactant non seulement les chirurgiens et les équipes médicales, mais aussi les **aides-soignants.** Avec l'avènement des nouvelles technologies, des techniques moins invasives, et des changements dans l'organisation des soins, le rôle de l'aide-soignant a dû s'adapter à ces transformations. Ce métier, longtemps perçu comme purement assistanciel, s'est enrichi et diversifié, nécessitant des compétences élargies et un engagement accru dans la **prise en charge globale du patient.** L'évolution des pratiques chirurgicales a ainsi reconfiguré le champ d'action de l'aide-soignant, le plaçant encore plus au cœur du processus de soins, tant avant, pendant, qu'après l'opération.

1. L'avènement de la chirurgie mini-invasive : une révolution technique

L'une des évolutions les plus marquantes des dernières décennies est l'**essor de la chirurgie mini-invasive,** telle que la chirurgie laparoscopique, robotique ou endoscopique. Ces techniques, beaucoup moins traumatisantes pour le corps que la chirurgie ouverte traditionnelle, permettent des incisions plus petites, des récupérations plus rapides et des séjours hospitaliers plus courts. Cependant, cette évolution a également entraîné des changements dans le rôle de l'aide-soignant.

a. Adaptation à de nouveaux équipements et protocoles

Avec l'arrivée de la **technologie** dans les blocs opératoires, les aides-soignants ont dû se familiariser avec des équipements plus sophistiqués, comme les systèmes de laparoscopie, les pompes à perfusion automatisées ou encore les robots chirurgicaux. Leur rôle d'assistance inclut désormais la préparation, l'entretien et parfois même la surveillance de ces équipements pendant les interventions. Cette responsabilité exige de leur part une plus

268

grande maîtrise technique, ainsi qu'une vigilance accrue pour garantir que tout fonctionne correctement.

b. Changement dans la préparation du patient

La **préparation du patient** avant une chirurgie mini-invasive a également évolué. Si les interventions sont moins invasives, la rigueur des protocoles reste essentielle pour éviter les infections ou les complications. L'aide-soignant joue un rôle central dans cette préparation en veillant à l'asepsie, en assurant que le patient respecte les consignes préopératoires, telles que les jeûnes ou les douches antiseptiques, et en effectuant des soins spécifiques comme la pose de bas de contention pour prévenir les thromboses.

c. Réduction des séjours hospitaliers et intensification des soins ambulatoires

Les **séjours hospitaliers** étant plus courts avec la chirurgie mini-invasive, les soins postopératoires se concentrent souvent sur une période de **hospitalisation de courte durée** ou en ambulatoire. Cette tendance a conduit à une **intensification du rôle de l'aide-soignant** dans les premières heures après l'intervention, où le patient a besoin d'une surveillance attentive pour détecter d'éventuelles complications immédiates. Il est également fréquent que l'aide-soignant participe à l'éducation du patient sur la manière de gérer son rétablissement à domicile, en lui donnant des conseils sur les soins de plaie ou la gestion de la douleur. Cela exige une grande capacité de **transmission d'informations** et d'accompagnement personnalisé.

2. L'introduction de la robotique et de la technologie numérique : un changement organisationnel

L'introduction des **robots chirurgicaux**, comme le robot Da Vinci, et la montée en puissance des outils numériques dans la gestion des soins ont radicalement transformé les pratiques chirurgicales. Ces évolutions ont également un impact direct sur le rôle de l'aide-soignant, qui doit maintenant s'adapter à des environnements plus technologiquement complexes tout en maintenant un haut niveau de soins humains.

a. Interaction avec les technologies de pointe

Avec l'utilisation croissante des **robots chirurgicaux**, l'aide-soignant doit non seulement s'assurer que les protocoles d'asepsie et de stérilisation sont respectés, mais aussi avoir une bonne connaissance des technologies employées. Il est souvent nécessaire de **préparer et vérifier le matériel robotisé** avant l'intervention, de surveiller les systèmes de sécurité pendant l'opération, et d'interagir avec les instruments technologiques de manière à faciliter le travail des chirurgiens. Ces nouvelles responsabilités exigent une montée en compétence technique et un effort constant de formation continue pour se tenir à jour.

b. Gestion des dossiers médicaux numérisés et de la télémédecine

L'évolution vers une **médecine digitalisée** a modifié la manière dont les informations médicales sont gérées. Les aides-soignants sont désormais impliqués dans l'utilisation des **dossiers médicaux électroniques** (DME), qu'ils doivent mettre à jour avec rigueur. Cette numérisation des dossiers exige non seulement une maîtrise des outils informatiques, mais aussi une vigilance accrue pour assurer la traçabilité des soins, éviter les erreurs, et garantir la sécurité des données des patients.

Dans certains cas, l'aide-soignant peut aussi être impliqué dans la **télémédecine**, que ce soit pour organiser des consultations à distance, transmettre des données de suivi (comme les paramètres vitaux du patient après une opération) ou même participer à des programmes de **télésurveillance** postopératoire. Cette évolution élargit les champs d'intervention de l'aide-soignant et lui confère un rôle plus actif dans la continuité des soins après la sortie de l'hôpital.

3. L'importance accrue de la réhabilitation et de la récupération rapide

Avec l'évolution des pratiques chirurgicales, les protocoles de **réhabilitation précoce** ou **réhabilitation améliorée après chirurgie** (RAAC) sont devenus courants. Ces méthodes visent à réduire les durées de séjour, à mobiliser les patients dès que possible après l'intervention, et à favoriser une reprise rapide des fonctions normales. Dans ce contexte, le rôle de l'aide-soignant devient crucial pour soutenir le patient pendant cette phase clé de la récupération.

a. Mobilisation précoce et réhabilitation fonctionnelle

La **mobilisation précoce** des patients est désormais un objectif prioritaire pour prévenir les complications comme les embolies pulmonaires ou les escarres. L'aide-soignant joue un rôle actif en aidant les patients à **se lever rapidement**, à **reprendre la marche** avec assistance et à réaliser les exercices prescrits par les kinésithérapeutes. Cette mobilisation précoce nécessite à la fois des compétences techniques (maîtriser les gestes d'assistance) et un accompagnement psychologique pour encourager le patient à surmonter sa peur de la douleur ou de la rechute.

b. Éducation thérapeutique

Dans les protocoles de réhabilitation, l'**éducation thérapeutique** prend une place de plus en plus importante. L'aide-soignant se retrouve à jouer un rôle clé dans cette dimension, en enseignant aux patients les **gestes à adopter** pour accélérer leur rétablissement (comme les techniques de respiration, la gestion des douleurs post-opératoires, ou l'hygiène des plaies). Il doit aussi s'assurer que les patients comprennent bien les consignes pour leur retour à domicile, notamment en ce qui concerne la prise des médicaments, la surveillance des signes d'alerte, et les rendez-vous de suivi médical. Ce travail éducatif, qui peut sembler simple, est en réalité fondamental pour garantir la réussite du traitement et prévenir les complications.

4. Le renforcement du soutien émotionnel et du rôle relationnel

Si la technologie et l'automatisation ont transformé les aspects techniques de la chirurgie, elles n'ont pas diminué l'importance du **rôle relationnel** de l'aide-soignant. Bien au contraire, à mesure que les actes médicaux deviennent plus complexes et rapides, la place de l'aide-soignant en tant que **soutien émotionnel** devient de plus en plus cruciale. Il est souvent le **point de contact humain** dans un environnement technologique, jouant un rôle de **médiateur entre le patient et la technologie**.

a. Soutien émotionnel renforcé
L'évolution des pratiques chirurgicales ne réduit pas l'**angoisse des patients** face à une intervention. En effet, l'utilisation de techniques de pointe, bien qu'elle soit synonyme de progrès, peut aussi susciter des inquiétudes. L'aide-soignant est donc encore plus sollicité pour **rassurer le patient**, répondre à ses questions, et lui offrir un soutien émotionnel tout au long du processus chirurgical. Que ce soit avant l'opération, lorsque le patient est particulièrement vulnérable, ou après, lors des suites opératoires, la présence bienveillante de l'aide-soignant permet de diminuer le stress et d'améliorer l'expérience globale du patient.

b. Faciliter la communication
Avec l'introduction des technologies complexes, le rôle de l'aide-soignant dans la **communication** entre l'équipe médicale et le patient a pris une importance accrue. Il agit souvent comme **intermédiaire**, traduisant les explications techniques des chirurgiens ou anesthésistes en des termes plus accessibles pour les patients. Cette capacité à **vulgariser l'information médicale** est essentielle pour rassurer les patients et leurs familles, tout en s'assurant que les consignes sont bien comprises.

o   Un métier en constante adaptation.
Le métier d'**aide-soignant** est par nature un métier en **constante adaptation**, une profession qui évolue au rythme des avancées

médicales, des nouvelles technologies, des changements dans les pratiques de soin, et des attentes de la société. Si la mission de l'aide-soignant a toujours été de **prendre soin** des patients avec bienveillance et compétence, le cadre dans lequel ces soins sont prodigués se transforme constamment, exigeant de la part des aides-soignants une capacité d'adaptation permanente. En effet, pour répondre aux besoins toujours plus complexes des patients et s'intégrer harmonieusement dans des équipes pluridisciplinaires, l'aide-soignant doit non seulement développer de nouvelles compétences techniques, mais aussi renforcer ses qualités relationnelles et son approche humaine des soins. C'est cette capacité à évoluer avec son environnement qui fait de l'aide-soignant un acteur central du parcours de soins, capable de relever les défis de la médecine moderne.

1. L'impact des avancées technologiques et des nouvelles pratiques de soin

L'évolution rapide des **technologies médicales** et des pratiques de soin a un impact direct sur la manière dont les aides-soignants travaillent au quotidien. Les progrès constants dans le domaine de la chirurgie, de la médecine numérique, et des techniques de prise en charge obligent ces professionnels à **apprendre en continu** pour rester à jour et maintenir des soins de qualité.

a. Intégration des nouvelles technologies dans les soins

L'un des changements les plus marquants des dernières décennies est l'introduction massive des **nouvelles technologies** dans les établissements de santé. Que ce soit avec la montée en puissance des **dossiers médicaux informatisés**, des systèmes de télémédecine, ou encore des **robots chirurgicaux**, l'aide-soignant doit s'adapter à ces outils pour répondre aux besoins des patients. Par exemple, dans un bloc opératoire, l'aide-soignant doit non seulement veiller à la préparation et à l'asepsie du matériel traditionnel, mais aussi **manipuler des équipements sophistiqués** ou collaborer avec des systèmes robotiques. Cette adaptation exige de nouvelles compétences techniques ainsi qu'une formation continue pour maîtriser ces outils en constante évolution.

b. Adaptation aux nouvelles pratiques chirurgicales
Les **nouvelles techniques chirurgicales**, telles que la chirurgie mini-invasive ou la chirurgie assistée par robot, ont également transformé les soins postopératoires et la manière dont les aides-soignants accompagnent les patients. Les protocoles de **réhabilitation précoce** et les séjours hospitaliers raccourcis exigent que les soins soient à la fois plus intensifs et plus rapides. L'aide-soignant doit désormais non seulement s'assurer que le patient se rétablit dans les meilleures conditions, mais aussi **accompagner activement la récupération** en participant à la mobilisation précoce et en enseignant aux patients les gestes et comportements à adopter après leur retour à domicile. Cette nouvelle approche des soins impose aux aides-soignants de développer des compétences d'éducation thérapeutique et de renforcement de l'autonomie des patients.

2. Un environnement de travail en mutation : des soins plus personnalisés et pluridisciplinaires

Au-delà des évolutions technologiques, les soins deviennent de plus en plus **personnalisés** et **pluridisciplinaires**, ce qui modifie profondément le rôle de l'aide-soignant au sein des équipes de santé. Cette transformation repose sur la reconnaissance de l'importance de la prise en charge **holistique** des patients, c'est-à-dire une approche qui intègre à la fois leurs besoins médicaux, psychologiques et sociaux.

a. S'adapter aux soins personnalisés
Les patients ne sont plus traités uniquement en fonction de leur pathologie, mais de manière plus **individualisée**, en tenant compte de leurs spécificités physiques, psychologiques, et sociales. Cette personnalisation des soins demande aux aides-soignants d'être à l'écoute des **besoins uniques** de chaque patient et d'adapter leur approche en conséquence. Par exemple, un patient âgé en postopératoire n'aura pas les mêmes besoins qu'un

patient jeune et actif, et il est du ressort de l'aide-soignant de s'assurer que chaque soin, chaque geste, est ajusté aux capacités et aux besoins spécifiques du patient. Cette capacité d'adaptation est renforcée par une meilleure communication avec les patients, une sensibilité accrue à leur état émotionnel, et une prise en compte de leur environnement social et familial.

b. Collaborer au sein d'équipes pluridisciplinaires

Avec l'accent mis sur une **prise en charge globale** du patient, l'aide-soignant évolue de plus en plus dans des **équipes pluridisciplinaires**, où il travaille en collaboration avec des médecins, des infirmiers, des kinésithérapeutes, des psychologues, et d'autres professionnels de santé. L'évolution de son métier implique donc une meilleure coordination et un dialogue constant avec ces différents acteurs, afin de garantir que les soins prodigués soient cohérents et harmonieux. L'aide-soignant doit également savoir **relayer les informations** pertinentes aux autres membres de l'équipe, en observant attentivement l'évolution du patient et en rapportant tout changement susceptible d'affecter sa prise en charge. Cette dimension relationnelle du métier nécessite des compétences en communication et en travail d'équipe, qui sont devenues aussi cruciales que les compétences techniques.

3. L'adaptation aux nouveaux défis sociaux et éthiques

L'évolution des pratiques de soin ne concerne pas seulement les aspects techniques du métier, mais aussi les **défis sociaux**et **éthiques** qui se posent aujourd'hui. Les soignants sont confrontés à des situations de plus en plus complexes, qu'il s'agisse de la gestion de la douleur, des soins en fin de vie, ou encore des questions liées aux inégalités d'accès aux soins. Ces nouvelles dimensions du métier demandent une adaptation non seulement sur le plan pratique, mais aussi sur le plan humain.

a. L'accompagnement en fin de vie et les soins palliatifs

Les aides-soignants sont de plus en plus impliqués dans les **soins palliatifs**, où ils accompagnent des patients en fin de vie. Ces situations exigent une grande capacité d'empathie, de **gestion émotionnelle** et de communication avec les patients et leurs familles. L'aide-soignant doit non seulement soulager la douleur physique des patients, mais aussi leur offrir un soutien psychologique, tout en respectant leur dignité et leurs souhaits. Cette dimension du métier, qui nécessite une approche humaine et éthique, est en constante évolution, en raison des débats actuels autour de la fin de vie et des soins prodigués dans ces contextes.

b. La gestion de la douleur et l'accompagnement psychologique

La **gestion de la douleur** est devenue une priorité dans les pratiques de soin, et l'aide-soignant joue un rôle clé dans cette prise en charge. En plus des traitements médicamenteux, les aides-soignants participent à l'utilisation de techniques non-médicamenteuses, comme la **relaxation**, les changements de position, ou encore l'application de chaleur ou de froid pour soulager les patients. Cette évolution des pratiques nécessite une sensibilité accrue à la douleur des patients, ainsi que des compétences pour **détecter les signes de souffrance**, y compris lorsque les patients ne peuvent pas les exprimer verbalement.

4. La formation continue : un levier d'adaptation

Pour répondre aux exigences croissantes du métier, l'aide-soignant doit s'engager dans une **formation continue**. Les compétences qui étaient suffisantes il y a quelques années doivent constamment être mises à jour pour faire face aux nouvelles réalités du terrain. Cette formation ne se limite plus aux gestes techniques, mais inclut aussi l'acquisition de compétences relationnelles, technologiques, et éthiques.

a. Apprendre tout au long de sa carrière

Le **développement professionnel continu** est un pilier de l'adaptation au métier d'aide-soignant. En participant régulièrement à des formations, des ateliers, ou en suivant des modules en ligne, les aides-soignants peuvent non seulement renforcer leurs compétences, mais aussi rester à jour sur les dernières pratiques de soin. Cette quête d'apprentissage permet de rester compétent face aux évolutions constantes du domaine de la santé, mais aussi de rester motivé et engagé dans sa carrière.

b. Renforcer les compétences relationnelles

En plus des compétences techniques, les **compétences relationnelles** sont de plus en plus valorisées dans la profession. Savoir communiquer avec des patients anxieux, gérer des situations émotionnellement difficiles, ou encore soutenir des familles en deuil sont des compétences qui doivent être cultivées. De nombreuses formations mettent désormais l'accent sur ces dimensions humaines, en enseignant des techniques de **communication bienveillante**, d'**écoute active**, ou encore de **gestion du stress**.

Annexes et Ressources

- **A.1. Fiches techniques : gestes et procédures courantes**

  o Fiches illustrées pour les soins postopératoires : pansements, surveillance des drains, mobilisation des patients.

Voici une suggestion de **fiches illustrées pour les soins postopératoires** que vous pourriez créer pour expliquer clairement et visuellement les soins à effectuer. Chaque fiche doit être à la fois **pratique et détaillée**, avec des illustrations simples pour faciliter la compréhension. Vous pouvez intégrer des **schémas** ou **dessins** pour chaque étape importante. Voici les trois fiches recommandées :

Fiche 1 : Soins des pansements postopératoires

Objectif : Assurer une cicatrisation optimale et prévenir l'infection de la plaie chirurgicale.

1. **Matériel nécessaire :**

   o Gants stériles
   o Compresses stériles
   o Solution antiseptique (chlorhexidine ou autre selon protocole)
   o Pansements stériles
   o Ruban adhésif médical ou pansement auto-adhésif

2. **Étapes du soin :**

   o **Lavage des mains** : Lavez-vous soigneusement les mains avec du savon ou une solution hydroalcoolique avant de commencer.
   o **Port des gants** : Mettez des gants stériles avant de toucher la plaie.
   o **Retrait du pansement sale** : Retirez délicatement l'ancien pansement en évitant de toucher

278

directement la plaie. Jetez-le dans une poubelle adaptée.

- o **Observation de la plaie** : Examinez la plaie pour détecter des signes d'infection (rougeur, écoulement, chaleur, gonflement).
- o **Nettoyage de la plaie** : Utilisez une compresse stérile imbibée de solution antiseptique pour nettoyer la plaie du centre vers l'extérieur. Changez de compresse pour chaque passage.
- o **Application du nouveau pansement** : Posez un pansement stérile propre, en vous assurant qu'il recouvre bien toute la plaie. Fixez-le avec un ruban adhésif si nécessaire.
- o **Vérification de la bonne fixation** : Assurez-vous que le pansement est bien en place et qu'il protège correctement la plaie.

3. **Conseils pour le patient :**

- o Ne mouillez pas le pansement pendant la douche.
- o Signalez immédiatement toute rougeur, douleur accrue, ou écoulement anormal.

Fiche 2 : Surveillance des drains postopératoires

Objectif : Assurer le bon fonctionnement du drain et prévenir les infections ou les blocages.

1. **Matériel nécessaire :**

- o Gants stériles
- o Compresses stériles
- o Solution antiseptique
- o Feuille de surveillance pour noter la quantité et l'aspect du liquide drainé

2. **Étapes du soin :**

- o **Lavage des mains** : Désinfectez vos mains avant de commencer la surveillance.

- o **Port des gants** : Portez des gants stériles avant de toucher le site du drain.
- o **Observation du site de sortie du drain** :
  - ▪ Vérifiez s'il y a des signes d'infection (rougeur, chaleur, écoulement purulent).
  - ▪ Nettoyez le site avec une compresse stérile et de l'antiseptique en allant du centre vers l'extérieur.
- o **Vérification du drain** :
  - ▪ Assurez-vous que le drain est bien fixé et que rien n'empêche l'écoulement du liquide.
  - ▪ Vérifiez l'intégrité du système de drainage (absence de fuite ou de déconnexion).
- o **Surveillance de l'écoulement** :
  - ▪ Notez la **quantité** et **l'aspect** du liquide drainé (clair, sanglant, purulent).
  - ▪ Signalez toute modification suspecte (diminution soudaine du drainage, liquide trouble ou malodorant).
- o **Vidange du réservoir de drainage** :
  - ▪ Si un système de drainage fermé est utilisé, videz le réservoir quand il est plein, en maintenant les conditions d'asepsie.
  - ▪ Reconnectez le système en assurant l'étanchéité.

3. **Conseils pour le patient :**

- o Évitez de tirer ou de coincer le drain.
- o Signalez immédiatement tout écoulement anormal ou douleur inhabituelle.

Fiche 3 : Mobilisation des patients en postopératoire

Objectif : Favoriser la récupération en évitant les complications liées à l'immobilité (thromboses, escarres, perte musculaire).

1. **Matériel nécessaire :**

- ○ Chaussures antidérapantes
- ○ Ceinture de maintien si nécessaire (pour sécuriser la marche)
- ○ Fauteuil roulant ou marchette pour les premières mobilisations si le patient en a besoin

2. **Étapes de mobilisation :**

- ○ **Préparation du patient** :
  - ■ Vérifiez les contre-indications à la mobilisation (douleurs aiguës, instabilité hémodynamique).
  - ■ Expliquez au patient les étapes de la mobilisation.
- ○ **Lever du patient** :
  - ■ Aidez le patient à passer en **position assise** au bord du lit. Laissez-le s'asseoir quelques minutes pour éviter les vertiges.
  - ■ Assurez-vous que le patient porte des chaussures antidérapantes ou des chaussons adaptés.
- ○ **Première mobilisation** :
  - ■ Aidez le patient à se lever doucement, en tenant compte de sa douleur ou de ses craintes.
  - ■ Marchez lentement avec lui dans la chambre, ou vers un fauteuil. Si nécessaire, utilisez une **marchette**ou un **fauteuil roulant**.
- ○ **Surveillance pendant la mobilisation** :
  - ■ Observez tout signe de fatigue, de vertige ou de douleur inhabituelle.
  - ■ Ne forcez pas le patient s'il montre des signes de faiblesse ou d'inconfort. Faites une pause et réessayez plus tard.
- ○ **Fréquence de mobilisation** :
  - ■ Encouragez les petites marches régulières tout au long de la journée, en fonction des capacités du patient.

281

- Répétez l'exercice au moins deux à trois fois par jour, en augmentant progressivement la durée et la distance.

3. **Conseils pour le patient :**

   o Ne vous levez jamais seul sans aide si vous vous sentez faible ou étourdi.

   o Signalez immédiatement toute sensation anormale (vertiges, douleurs sévères).

Ces **fiches illustrées** visent à faciliter la compréhension et l'exécution des soins postopératoires en donnant des repères clairs et visuels aux soignants et aux patients. Chaque fiche devrait comporter des **illustrations claires** des gestes décrits pour renforcer l'apprentissage et la mise en pratique des soins. Vous pouvez personnaliser ces fiches en fonction des protocoles spécifiques de votre établissement de santé.

- **A.2. Glossaire des termes médicaux couramment utilisés en chirurgie**

   o Un dictionnaire pratique des termes médicaux et techniques pour une meilleure compréhension du jargon médical.

Voici un **dictionnaire pratique des termes médicaux et techniques** fréquemment utilisés dans les soins médicaux, conçu pour offrir une meilleure compréhension du jargon médical. Ce lexique permet aux soignants, étudiants et patients de s'orienter plus facilement dans l'univers du soin, en leur offrant des définitions claires et concises des termes couramment employés.

A

- **Ablation** : Intervention chirurgicale qui consiste à retirer une partie du corps ou un organe (ex. : ablation de l'appendice, ablation d'une tumeur).
- **Analgésique** : Médicament destiné à soulager ou à éliminer la douleur.
- **Anamnèse** : Ensemble des informations recueillies par le médecin lors de l'interrogatoire du patient concernant son histoire médicale.
- **Anesthésie** : Technique médicale visant à supprimer la sensibilité à la douleur, soit localement (anesthésie locale) soit sur tout le corps (anesthésie générale).
- **Antalgique** : Médicament ou traitement visant à réduire la douleur.
- **Antibiotique** : Substance utilisée pour traiter les infections causées par des bactéries.

B

- **Bilan préopératoire** : Ensemble d'examens effectués avant une intervention chirurgicale pour évaluer l'état de santé du patient.
- **Biopsie** : Prélèvement d'un échantillon de tissu ou de cellules pour analyse en laboratoire afin de poser un diagnostic.
- **Bradycardie** : Ralentissement anormal du rythme cardiaque, inférieur à 60 battements par minute.

C

- **Cathéter** : Tube souple inséré dans une veine ou une autre cavité du corps pour administrer des liquides ou des médicaments, ou pour recueillir des fluides.
- **Chirurgie mini-invasive** : Technique chirurgicale qui nécessite de petites incisions, souvent à l'aide d'outils spécialisés tels que la laparoscopie ou la robotique.

- **Complication** : Événement indésirable qui survient à la suite d'une maladie ou d'un traitement (ex. : infection postopératoire).
- **Contention** : Mesures prises pour immobiliser une partie du corps afin de prévenir des mouvements susceptibles d'aggraver une blessure ou une condition.
- **Cytologie** : Étude des cellules, souvent utilisée pour détecter des cancers à un stade précoce.

D

- **Défibrillation** : Intervention consistant à administrer un choc électrique pour rétablir un rythme cardiaque normal en cas d'arrêt cardiaque.
- **Drain** : Dispositif permettant l'évacuation de liquides accumulés (sang, pus, etc.) après une intervention chirurgicale.
- **Dyspnée** : Difficulté ou gêne respiratoire.

E

- **Échographie** : Technique d'imagerie médicale qui utilise des ultrasons pour visualiser les organes internes.
- **Électrocardiogramme (ECG)** : Examen qui enregistre l'activité électrique du cœur pour détecter des anomalies cardiaques.
- **Embolie** : Obstruction d'un vaisseau sanguin par un caillot de sang ou une bulle d'air.
- **Endoscopie** : Technique qui consiste à introduire une caméra dans le corps pour visualiser des organes internes, souvent à des fins diagnostiques ou thérapeutiques.
- **Exérèse** : Intervention chirurgicale visant à enlever un tissu malade ou une tumeur.

F

- **Fibroscopie** : Examen médical permettant d'explorer l'intérieur des organes creux (comme l'estomac ou les bronches) à l'aide d'un tube souple muni d'une caméra.
- **Fistule** : Passage anormal qui se forme entre deux organes ou entre un organe et la peau, souvent à la suite d'une infection ou d'une inflammation.
- **Fracture** : Rupture ou fissure d'un os, due à un traumatisme ou à une fragilité osseuse.

G

- **Greffe** : Transplantation d'un tissu ou d'un organe provenant d'un donneur ou du patient lui-même pour remplacer un organe ou un tissu défaillant.
- **Glycémie** : Taux de sucre (glucose) dans le sang, surveillé pour gérer des conditions comme le diabète.

H

- **Hématome** : Accumulation de sang dans un tissu ou un organe, souvent causée par un traumatisme ou une chirurgie.
- **Hypertension** : Élévation anormale de la pression artérielle.
- **Hyperthermie** : Augmentation anormale de la température corporelle, souvent en raison d'une infection ou d'une réaction à un traitement.

I

- **Incision** : Ouverture chirurgicale réalisée dans le corps pour accéder à un organe ou un tissu.
- **Infection nosocomiale** : Infection contractée dans un établissement de santé, généralement après une intervention chirurgicale ou un séjour à l'hôpital.

- **Intubation** : Introduction d'un tube dans la trachée pour permettre la ventilation artificielle du patient pendant une anesthésie ou en cas de détresse respiratoire.
- **Ischémie** : Diminution de l'apport sanguin dans un organe ou un tissu, pouvant entraîner des lésions dues à un manque d'oxygène.

L

- **Laparoscopie** : Technique chirurgicale peu invasive qui utilise un endoscope pour opérer à l'intérieur de la cavité abdominale à travers de petites incisions.
- **Lithiase** : Formation de calculs (pierres) dans des organes comme les reins ou la vésicule biliaire.

M

- **Maladie chronique** : Maladie de longue durée, souvent incurable, nécessitant une prise en charge continue (ex. : diabète, hypertension).
- **Médullaire** : Terme se référant à la moelle osseuse ou à la moelle épinière, selon le contexte.
- **Métastase** : Propagation des cellules cancéreuses à d'autres parties du corps à partir de la tumeur d'origine.

N

- **Nécrose** : Mort des cellules ou des tissus dans une zone spécifique du corps, souvent due à un manque d'apport sanguin ou à une infection.
- **Néphrectomie** : Ablation chirurgicale d'un rein.

O

- **Œdème** : Accumulation anormale de liquide dans les tissus, provoquant un gonflement.

- **Ostéosynthèse** : Fixation chirurgicale des fragments d'un os fracturé à l'aide de plaques, de vis ou de clous.
- **Oxygénothérapie** : Administration d'oxygène à un patient pour corriger ou prévenir une hypoxie (manque d'oxygène dans le sang).

P

- **Pansement** : Matériau appliqué sur une plaie pour la protéger et favoriser sa cicatrisation.
- **Péricarde** : Membrane qui entoure le cœur et le protège.
- **Postopératoire** : Période qui suit une intervention chirurgicale, marquée par des soins de récupération et de surveillance.

R

- **Réanimation** : Ensemble de techniques utilisées pour maintenir ou rétablir les fonctions vitales d'un patient.
- **Résection** : Ablation chirurgicale partielle ou complète d'un organe ou d'une structure.
- **Récidive** : Réapparition d'une maladie après une période de rémission.

S

- **Septicémie** : Infection grave qui se propage dans l'ensemble du corps via le sang, causant une réaction inflammatoire systémique.
- **Sonde urinaire** : Dispositif inséré dans la vessie pour permettre l'évacuation de l'urine lorsque le patient ne peut pas uriner de manière autonome.
- **Stérilisation** : Procédé visant à détruire tous les micro-organismes présents sur des instruments ou des surfaces pour prévenir les infections.

T

- **Thrombose** : Formation d'un caillot de sang dans un vaisseau sanguin, pouvant provoquer une embolie ou une obstruction.
- **Transfusion** : Administration de sang ou de produits dérivés du sang à un patient via une veine.
- **Trachéotomie** : Intervention chirurgicale consistant à créer une ouverture dans la trachée pour permettre la respiration.

V

- **Vasoconstricteur** : Substance qui provoque la contraction des vaisseaux sanguins, augmentant ainsi la pression artérielle.
- **Ventilation mécanique** : Utilisation d'un appareil pour aider ou remplacer la fonction respiratoire chez un patient incapable de respirer seul.

Conclusion

Ce **dictionnaire pratique** des termes médicaux permet d'accéder rapidement aux définitions de nombreux termes techniques utilisés dans les soins de santé. Il facilite la **compréhension du jargon médical** pour les soignants, les étudiants, et les patients, tout en améliorant la communication au sein des équipes médicales et avec les patients.

- **A.3. Liste des formations continues et certifications pour aides-soignants**

    o Un guide des opportunités de développement professionnel et des spécialisations.

Voici un **guide des opportunités de développement professionnel et des spécialisations** pour les aides-soignants et autres professionnels de santé. Il s'agit de détailler les diverses options de **formation continue**, les **spécialisations possibles**, ainsi que les parcours permettant de progresser dans le domaine médical, tant au niveau technique que relationnel.

1. Pourquoi se développer professionnellement ?

Le développement professionnel est essentiel pour plusieurs raisons. Il permet de :

- **Améliorer les compétences** et se tenir à jour des dernières pratiques et technologies médicales.
- **Accroître la satisfaction professionnelle** en explorant de nouvelles responsabilités et en diversifiant ses tâches.
- **Évoluer dans sa carrière** en accédant à des postes plus spécialisés ou à responsabilités.
- **Mieux répondre aux besoins des patients**, en acquérant des compétences spécifiques dans des domaines en expansion (gériatrie, soins palliatifs, chirurgie, etc.).
- **Se préparer aux nouvelles exigences** du système de santé, marqué par des innovations constantes et des besoins croissants en matière de prise en charge.

2. Les opportunités de développement professionnel pour les aides-soignants

a. La formation continue : une clé pour l'évolution

La **formation continue** permet aux aides-soignants de maintenir leurs connaissances à jour et d'acquérir de nouvelles compétences en lien avec les évolutions du secteur. Elle est également une voie vers la spécialisation et l'accès à des postes à plus hautes responsabilités.

- **Formations courtes certifiantes** : Ces programmes permettent de développer des compétences spécifiques dans des domaines comme :

289

- o **Gestion de la douleur**.
- o **Prévention des infections** (hygiène hospitalière).
- o **Techniques de soins avancés** (mobilisation, aide à la rééducation, etc.).
- o **Éducation thérapeutique** : former les aides-soignants à éduquer les patients sur leur traitement (ex. : diabète, post-opératoire).
- **Formations diplômantes** : Ces formations, souvent proposées par des instituts de formation en soins ou par les universités, permettent d'acquérir des diplômes reconnus qui ouvrent la voie à des spécialisations ou à des responsabilités élargies. Exemple : Diplôme Universitaire (DU) en gérontologie ou en hygiène hospitalière.

b. Participer à des séminaires et ateliers spécialisés

Les aides-soignants peuvent élargir leurs connaissances en participant à des **conférences**, **séminaires** ou **ateliers** sur des sujets spécifiques comme :

- La **réhabilitation améliorée après chirurgie** (RAAC).
- La **mobilisation précoce** des patients.
- La **gestion des soins en gériatrie**.
- La **communication avec les patients en fin de vie**.

Ces événements permettent de rester à jour des nouvelles pratiques et de se créer un **réseau professionnel**, utile pour partager des idées et expériences.

c. Formations en ligne et MOOCs

De nombreuses plateformes proposent des **cours en ligne** (gratuits ou payants) sur une grande variété de sujets médicaux. Ces **MOOCs** (Massive Open Online Courses) permettent d'apprendre à son rythme, et offrent parfois des **certificats**après validation des connaissances. Ils couvrent des thématiques comme :

- La **prise en charge des patients atteints de maladies chroniques**.
- Les **bases de la santé publique**.
- Les **soins palliatifs** et l'accompagnement en fin de vie.

3. Spécialisations possibles pour les aides-soignants

Les aides-soignants ont la possibilité de se spécialiser dans divers domaines du soin en suivant des formations complémentaires. Ces spécialisations leur permettent d'élargir leur champ d'action et d'intervenir auprès de populations spécifiques ou dans des services spécialisés.

a. Gériatrie

La **gériatrie** est une spécialisation de plus en plus recherchée en raison du vieillissement de la population. Les aides-soignants spécialisés en gériatrie travaillent dans des services de soins pour personnes âgées (EHPAD, services de gériatrie à l'hôpital, unités de soins de longue durée).

- **Compétences à développer** : Compréhension des maladies liées au vieillissement (Alzheimer, démence), prévention des escarres, gestion de la fragilité.
- **Avantages** : Intervenir dans un domaine où les besoins sont croissants et développer une expertise unique dans la prise en charge des personnes âgées.

b. Soins palliatifs

Les aides-soignants en **soins palliatifs** travaillent avec des patients en fin de vie, en leur offrant un soutien physique, psychologique et émotionnel. Ils exercent dans des unités spécialisées, en hôpital ou à domicile.

- **Compétences à développer** : Gestion de la douleur, communication avec les patients et leurs familles, accompagnement dans les moments difficiles.

- **Avantages** : Travailler dans une discipline centrée sur la bienveillance et la qualité de vie des patients en fin de parcours.

c. Bloc opératoire

Les aides-soignants spécialisés dans le **bloc opératoire** assistent les infirmiers et les chirurgiens lors des interventions. Leur rôle est crucial dans la gestion de la stérilisation des instruments, la préparation des patients et le suivi postopératoire immédiat.

- **Compétences à développer** : Connaissance approfondie des instruments chirurgicaux, respect des protocoles de stérilisation, surveillance postopératoire.
- **Avantages** : Participation directe à des actes chirurgicaux, travail dans un environnement technique de pointe.

d. Psychiatrie

Les aides-soignants en **psychiatrie** interviennent auprès de patients atteints de troubles mentaux, dans des unités de soins psychiatriques, des centres spécialisés ou à domicile.

- **Compétences à développer** : Compréhension des pathologies mentales (schizophrénie, bipolarité, dépression), gestion des situations de crise, techniques de désescalade.
- **Avantages** : Travailler dans un domaine où les dimensions relationnelles et humaines sont primordiales.

e. Prise en charge des patients en réanimation et soins intensifs

Les aides-soignants peuvent se spécialiser dans la prise en charge des patients dans des unités de **réanimation** ou de **soins intensifs**. Ils participent à la surveillance continue des fonctions vitales et assistent l'équipe médicale dans les soins complexes.

- **Compétences à développer** : Surveillance des paramètres vitaux, gestion des dispositifs de ventilation, gestion des patients sous perfusion ou intubation.
- **Avantages** : Travailler dans des services où la rigueur et la rapidité de réaction sont cruciales, avec des patients gravement malades.

f. Pédiatrie

Les aides-soignants spécialisés en **pédiatrie** travaillent avec les enfants dans des services de soins pédiatriques, des maternités ou des centres spécialisés. Ils aident à prodiguer des soins spécifiques aux nourrissons, enfants et adolescents.

- **Compétences à développer** : Approche des soins adaptée aux enfants, gestion de la douleur pédiatrique, accompagnement des parents.
- **Avantages** : Travailler avec une population jeune, dans un environnement qui demande une attention particulière aux aspects émotionnels et psychologiques.

4. Opportunités de carrière et évolution vers des fonctions à responsabilités

Les aides-soignants peuvent envisager des **évolutions de carrière** vers des postes à plus hautes responsabilités ou vers des métiers plus techniques, avec des formations supplémentaires.

a. Passerelles vers le métier d'infirmier

Une des évolutions naturelles pour un aide-soignant est de devenir **infirmier**. De nombreux programmes permettent aux aides-soignants d'accéder à une formation diplômante en soins infirmiers en prenant en compte leur expérience.

- **Avantages** : Accès à des responsabilités accrues, avec une prise en charge plus complète des soins et des protocoles

293

médicaux. Les infirmiers ont également accès à des spécialisations (infirmier anesthésiste, infirmier de bloc opératoire, etc.).

b. Devenir cadre de santé

Après avoir acquis de l'expérience et suivi une formation complémentaire, les aides-soignants peuvent envisager de devenir **cadres de santé**. Ces professionnels occupent des fonctions de gestion et d'encadrement des équipes de soins dans les hôpitaux ou les établissements de santé.

- **Compétences à développer** : Leadership, gestion d'équipe, organisation des soins, gestion des ressources humaines.
- **Avantages** : Travailler dans des fonctions de coordination, tout en ayant un rôle clé dans l'organisation des services de soins.

c. Formateur en institut de formation

Les aides-soignants expérimentés peuvent également devenir **formateurs**, en transmettant leurs connaissances et leur savoir-faire aux nouvelles générations d'aides-soignants ou d'infirmiers.

- **Compétences à développer** : Pédagogie, capacité à vulgariser des concepts complexes, évaluation des étudiants.
- **Avantages** : Participer activement à la formation des futurs professionnels de santé et rester au cœur de l'évolution des pratiques de soin.

Conclusion

Le métier d'aide-soignant offre de nombreuses **opportunités de développement professionnel** et de spécialisation. Grâce à la **formation continue**, aux **spécialisations** et aux **évolutions de**

carrière, les aides-soignants peuvent enrichir leurs compétences, répondre aux besoins croissants des patients et s'épanouir dans leur métier. Que ce soit en gériatrie, soins palliatifs, ou au bloc opératoire, chaque aide-soignant a la possibilité d'explorer des voies de spécialisation qui correspondent à ses intérêts et à ses aspirations professionnelles.